U0302339

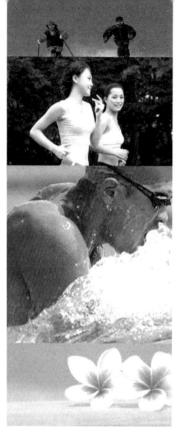
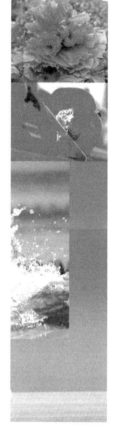

健康宝库

主编 ◎ 王荣泰　陈金伟

新　华　出　版　社

图书在版编目（CIP）数据

健康宝库 / 王荣泰，陈金伟主编. ——北京：新华出版社，2015.7

ISBN 978-7-5166-1857-8

Ⅰ.①健… Ⅱ.①王… ②陈… Ⅲ.①保健—普及读物 Ⅳ.①R161—49

中国版本图书馆CIP数据核字（2015）第158723号

健康宝库

主　编：王荣泰　　陈金伟

出 版 人：张百新　　　　　　　　　　选题策划：要力石

责任编辑：张永杰　　　　　　　　　　封面设计：马文丽

责任印制：廖成华

出版发行：新华出版社

地　　址：北京市石景山区京原路8号　　邮　　编：100040

网　　址：http://www.xinhuapub.com　　http://press.xinhuanet.com

经　　销：新华书店

购书热线：010-63077122　　　　　　中国新闻书店购书热线：010-63072012

照　　排：尹　鹏

印　　刷：北京凯达印务有限公司

成品尺寸：145mm×210mm

印　　张：10　　　　　　　　　　　　字　　数：200千字

版　　次：2015年7月第一版　　　　　印　　次：2015年7月第一次印刷

书　　号：ISBN 978-7-5166-1857-8

定　　价：28.00元

图书如有印装问题，请与出版社联系调换：010-63077101

序

梁　衡

什么是阅读，阅读就是思考，是有目的的，带着问题看，是一个思维过程。广义地说，人有六个阅读层次，前三个是信息、刺激、娱乐，是维持人的初级的浅层的精神需求，后三个是知识、思想、审美，是维持高级的深层次的精神需求。

一个经济体量巨大的国家，应该有与之相匹配的阅读生态。"一个不读书的民族，是没有希望的民族。"遍观周遭，浅阅读、碎片化阅读盛行，深阅读、慢阅读成为稀见之事。物质的繁荣替代不了精神的丰富，浅阅读也构建不起基础牢固的精神世界。人要多一些含英咀华来涵养自己。读文学，可以陶冶情操，滋养情怀；读历史，可以鉴古知今，明得失，知兴衰；读哲学，可以把握规律，增长见识。

心理学研究表明，一个人的思想意识、行为方式的养成，需要经历服从、认同、内化三个阶段。习近平总书记这样谈读书的作用："读书可以让人保持思想的活力，让人得到智慧启发，让人滋养浩然之气。"在今年的《政府工作报告》中，李克强总理说："阅读作为一种生活方式，把它与工作方式相结合，不仅会增加发展的创新力量，还会增强社会的道德力量。"阅读对于每个人来说，都会持续释放出个人潜在的极大力量。

《中国剪报》创办 30 年的历程，记录着社会进步，文化发展的变迁，也是 30 年来社会阅读精神史的记录。

《中国剪报》经新闻出版署正式批准于 1991 年元旦创刊，在全国率先开发报刊信息资源、服务经济建设。次年 5 月，《中国剪报》编辑部迁至北京。

30 年来，《中国剪报》始终坚持"集千家精华，成一家风骨"的办报宗旨，立足主流媒体，把握正确导向，传递有效信息，传播适用知识，面向中老年读者。共刊发文章 30 万篇，文字总量 1.5 亿，发行总数达 16 亿份。为了适应中青年读者的需要，中国剪报社在 2005 年又创办了面向全国发行的《特别文摘》杂志。

《中国剪报》和《特别文摘》十分重视与读者互动，广泛征求读者对报刊的意见建议，自 1992 年以来已连续举办 23 届读者节活动，共投入资金 240 万元，参与人数达 45 万人次，获奖人数达 3.4 万，受到读者的普遍好评。中国剪报社还主动承担企业的社会责任，积极支持公益事业，先后在中国共产党早期领导人瞿秋白的纪念馆竖立"觅渡、觅渡、渡何处"的巨石文碑，在江西井冈山和云南大理捐建希望小学，向灾区捐款献爱心等，受到各界人士好评。社长王荣泰被中国报业协会授予"中国杰出报人奖"，报社荣获"中国报业经营管理奖"。

今年适逢《中国剪报》创办30周年。30年来我一直是这张报纸的读者、作者和朋友，见证了她的成长。现在，报社从《中国剪报》和《特别文摘》中精选出了近3000篇文章，编辑两套丛书共16本，既有经典美文，也有平凡故事；既有读史新见，也有百科揭秘；还有生活之道，健康智慧，等等。作为编辑部回报读者的礼物，也是向社会上所有关心过本报的人们的汇报。目前，"书香中国""全民阅读"正方兴未艾。期望这两套丛书能为每个人的精神成长、社会文明增添新助力，贡献正能量。

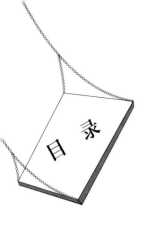

目录

中老年健康

1

妇幼健康

四季保健

保健知识

疾病防治

生活健康

后记

新华版常销书

新华书店、各大网店有售

邮购热线：010-63077122

团购热线：010-63074111

新浪、腾讯微博：@新华出版社

豆瓣小站：新华版图书

微信公众号：xinhuapub1979

（20160106）

中老年健康

80岁以上前列腺癌患者动手术要慎重

手术是治疗前列腺癌的一种方式，但是要考虑年龄因素。对于80岁以上的患者，并不主张手术，只要注意观察、保守治疗即可。目前已明确的影响前列腺癌发病的因素除了饮食、人种和长寿三方面，还有遗传。如果一个人的直系亲属中有两个人患前列腺癌，那么这个人得前列腺癌的几率是普通人的5倍。

严格来讲，前列腺癌是很难预防的。但普通人只要注意调整饮食，少吃高热量、高脂肪、高蛋白的食物，有遗传倾向的人注意检查，通过这些手段也可在一定程度上减小前列腺癌的发病率。

老人动作慢　千万不要催

做决定催不得。老人做决定时，子女"催促"往往带着逼迫的意思，会让老人觉得自己的想法和尊严没受到尊重。有些老人还会为临时迎合儿女意愿而放弃自己真实的想法，做出错误决定，事后后悔、自责。要给老人充分的时间思考，也可以为老人提供一些参考意见和建议，帮忙分析，让其在有充分的心理准备和头脑清醒、心情放松时做出决定。

说话催不得。很多老人头脑反应速度减慢，语速变慢，由于掉牙或戴假牙，口齿也不太清楚，和老人说话时最好别着急。首先，频繁催促老人会让其产生心理压力，感觉被嫌弃而恐惧、失落或抑郁；其次，语速太快、情绪激动，易使老人也变得激动和紧张。和老人讲话要慢、耐心，使老人大脑处于放松状态，气血畅通，身体各部分机能组织运转得更协调。

走路催不得。老人关节、韧带功能都明显下降，协调能力较差，一味催促老人快走，很可能使其因着急而摔倒。所以和老人一起走路不要催，陪他慢慢走，建议每分钟60~70步。

起床催不得。清晨老人的心率相对较快，血压也较高，心脏排血量增加，血液黏度增强，此时心血管疾病发病率是其他时段的3~4倍。所以不但不能催老人起床，还要提醒老人起床时慢一点，先躺在床上闭目养神几分钟，再缓缓坐起。

吃饭催不得。老人牙齿稀松、消化功能减退，如果进食过快，食物没有嚼烂，易引起胃溃疡、胃炎等胃肠道疾病，还易导致异物卡喉或吸入性肺炎。日本咀嚼学会专家曾建议，一口食物至少咀嚼20次，每餐时间最好20分钟以上。

隐性空巢引发老人心理病

"我儿子、儿媳都和我住一起，我怎么会得空巢综合征？"老张因胸部不适到医院看病，没想到医生却说他得的是心理病，属于空巢综合征，这让老张感到非常不解。

空巢综合征是老年人在退休以及子女成家立业独立生活后，出现的一种"适应障碍"，是中老年人常见的一种心理危机。该病主要见于子女不在身边的老人，有些老人的子女虽与老人同住，但平时对老人疏于照顾，与老人交流少，有时甚至一天都说不上一两句话，也会让老人因处于隐性空巢而发生心理危机。

老伴过世的老张虽然和子女同住，但儿子和儿媳白天忙于工作，晚上经常较晚回家，回家之后也是关在自己房内上网、看电视，几乎很少和老人交流。专家指出，老张的情况即属于隐性空巢，并受"空巢应激"影响产生不良情绪，导致出现胸闷等不适症状。

专家指出，子女要多关心父母的身心健康，除在生活上给予照顾，还应多和父母聊天，以排解老年人内心的孤独情绪。同时，老人应积极进行自我调适，多参加户外活动和人际交往，多接触新事物，保持健康、开朗的心态，提高自身适应和心理承受能力。

预防老花眼提前光顾

用眼过度

据临床观察，一般人平均在 45 岁左右会出现老花眼。老花眼是眼睛开始衰老的一种表现。近年来，由于电脑、iPad、智能手机的普及，越来越多人由于用眼过度而提早老花，有的甚至不到 35 岁就出现老花征兆了。

人到中年最常见的眼睛不适就是老花眼,表现为小字看不清,拉远看则较清楚,视物容易疲劳。老花眼多见于 45 岁以上的中老年人,主要是由于随着年龄增加,晶状体逐渐变硬以及睫状肌调节力减弱造成的。老花还与原来的屈光度有关,没有屈光不正的人 45 岁左右要配戴老花眼镜;如果原来有近视眼的人,需要配戴老花眼镜的年龄通常会相应推迟;如果是远视眼者则会提前。出现老花症状,要到眼科验配老花眼镜。老花眼常常随着年纪的增大而度数增加,一般来说,年龄每长 5 岁约增加 1 个屈光度(就是平常所说的 100 度)。

远离老花眼的日常保健法

运目益眼:平时有空就一睁一闭地锻炼眼肌;双眼尽力看右上方,然后看左下方,再向反方向看;睁大眼睛,眼球上下左右转动;每天早晚各远眺一次,稍停片刻再把视线由远逐步移近。

桑叶敷眼:取鲜桑叶 30 克,洗净后捣碎成泥,分成两份摊在两块薄纱布上,然后闭目分别敷贴在眼皮上,每次 15 分钟。

提上眼皮:拇指在眉下,食指、中指在眉上,自眉头至眉尾提捻 3~5 次。

点按眼周穴位:眼睛周围穴位很多,经常按摩有明目的作用。

补肝肾:中医认为,老花眼的发生是由于人过 40 后,气血渐衰,肝肾精气亏损所致。通过合理的饮食调理,视力的衰退是可以延缓的。建议在饮食方面,多吃一些补益肝肾、益精明目的食物或药物,如黑豆、黑芝麻、猪肝、枸杞子、菊花等。

装假牙不妨留住"老残牙"

许多人认为龋坏严重的"烂牙"或"烂牙根"应该拔除后再镶假牙。而实际上，许多这样的"烂牙"或"烂牙根"是能够经过治疗后保存下来并发挥重要作用的。

牙根是牙齿埋在骨头（牙槽骨）里的部分，它与牙槽骨之间有一层纤维软垫，叫牙周膜。当我们咀嚼食物时，牙周膜就会缓冲牙齿的咀嚼力，保证牙根与牙槽骨之间不会因为硬碰硬而受伤。牙根及其支持组织（牙周膜、牙槽骨）在咀嚼过程中有着极其重要的生理功能，一旦拔除，不仅失去了自然生根，而且连接牙根和牙槽骨的所有组织都会随同消失。

"老残牙"也有妙用，在牙根和其相对应部位的假牙上，安装一对小磁铁或者按扣等被称为附着体的装置，使活动假牙在咀嚼、说话时不易松动、脱落；同时由于不需要在其他真牙上使用金属挂钩（卡环）而非常美观。即使不是用附着体装置，仅仅将牙根治疗后保留在原位，也能分担覆盖在它上面的活动假牙的一部分咀嚼力，减轻对牙床的压迫，并保持牙槽嵴的丰满和高度。

老人掉牙应及时补

有些老人认为，牙齿缺了几个无关紧要，照常可以吃饭，往往不重视。其实，老人牙齿缺失的危害比预想的要严重得多。牙齿缺失后，若较长时间得不到修复，邻近的牙齿失去了依靠和约束，会变得倾斜，日久余留的牙齿也会松动、脱落。当个别牙齿缺失后，咀嚼力都集中在余留牙上，日久易致余留牙齿形成创伤，产生牙周膜水肿、牙龈萎缩、牙槽骨吸收、牙齿松动等牙周疾患。牙齿缺失还会导致咀嚼效率降低或丧失，未嚼碎的食物进入胃肠，加重负担，引发消化系统疾病。因此，一旦有牙齿缺失，哪怕只是缺失一颗，也应该及时补上。

目前，镶牙的方法有活动义齿、固定义齿、种植义齿三种。活动义齿，就是平常大家看到的"假牙套"，使用简单，价格较为便宜，但这种假牙体会磨损口腔黏膜，易引起口腔溃疡，义齿还有意外脱落、折断等危险。固定义齿，很多人称其为"烤瓷牙"，这种假牙体颜色、外观逼真，表面光滑，耐磨性强，不易变形，但如果镶一颗烤瓷牙必须磨损相邻的两颗真牙来做"连桥"，这种损伤是不可逆转的。种植义齿，就是老百姓说的"种植牙"，在缺失牙的部位，将纯钛的种植体植入牙床内。避免了活动义齿、固定义齿的缺点，但费用较贵。

另外，除了正确清洁口腔外，老人要少吃过热、过冷、过酸、过甜的食物；多吃粗粮，以增强牙齿的咀嚼力量和自洁作用；多进食新鲜蔬菜与瓜果，注意均衡使用两侧牙齿咀嚼。平时，还可以坚持叩齿，以进行自我保健：双唇紧闭，上下齿相互碰击，用力适中、均匀，一般先叩磨牙 50 下，再叩门牙 50 下，再咬合叩全口牙齿 50 下，每日 1 ~ 2 次即可。

吸烟是老年黄斑变性致病因素

一项针对老年黄斑变性的公众认知调研结果显示，68% 的人表示不清楚黄斑变性的症状，更有近六成人误认为黄斑是眼睛里长出的黄色斑块或从未听说过黄斑。

老年黄斑变性是引起 50 岁及以上人重度视力丧失的主要原因之一，也是全球成年人致盲的首要疾病之一。上海交通大学附属第一人民医院孙晓东教授指出："事实上，'黄斑'并不是'斑'，它是眼底视网膜上一个正常的生理区域，集中了大量的视功能细胞。黄斑是决定视功能的重要部位，识别形状、大小、颜色、纵深、距离等大多数光学信号，一旦黄斑区出现病变，就会出现视力下降、眼前有黑影或视物变形等病状。吸烟是目前最确定、最直接、证据最多的老年黄斑变性致病因素，吸烟者人群患湿性老年黄斑变性的风险可增加 2 至 3 倍。"

老年黄斑变性早期症状并不明显，容易与白内障等其他眼部疾病混淆。具有隐蔽性强、危害严重等特点，因此，要早发现、早检测和早治疗。对于老年黄斑变性的治疗，抗血管内皮生长因子疗法已被多个国际临床指南推荐为治疗老年黄斑变性的一线治疗方案。

AMD 国际联盟建议 55 岁以上人群每年接受一次眼底检查，专家提醒患者，一旦出现黄斑变性征兆，需前往大型正规医院，咨询眼底病专家，进行眼底镜检查。

除老人味要勤洗澡

随着年龄的增长，人体新陈代谢也变得缓慢，皮肤表层容易产生死皮。如果不及时清理死皮，让它们堆积在身体上，时间久了就会产生奇怪的气味。因此，建议老人要勤洗澡，勤换衣。入冬后，有些老人觉得洗完澡后皮肤太干，洗澡的次数就更少了。这样一来，"老人味"会变得更浓。建议老人至少每周洗一次澡，洗澡时，可以用搓澡巾轻搓皮肤，还可以用些磨砂膏、食盐或者细砂糖轻轻按摩皮肤，帮助去除死皮。洗完澡，最好用凡士林油涂抹胳膊和腿等较干燥的部位。需要提醒的是，老人的贴身衣裤上也容易沉积死皮，洗澡后一定要更换。换下的衣裤最好用衣物柔顺剂浸泡一下，这样能使其更柔软清香，还能减少静电，对保护皮肤有好处。

由于消化功能逐渐退化，有些老人会有"口臭"的困扰。建议老人每餐后，可以用盐水漱口或刷牙，不仅能清除口腔异味，而且对保护牙齿健康也很有利。戴义齿的老人最好每餐后都摘下刷洗，每晚都把它放在专业清洁水里浸泡。另外，老人还可以多吃些橘子，橘子中的柠檬酸能带走口腔里的味道。

老人远离3种家用电器

甩脂减肥机切莫进家门

甩脂减肥机不利于身体健康，估计这早就听说了。其实不少以振动、抖动方式达到减肥效果的电器都不太适合上年纪的人使用。减肥最有效的方法是通过您自身的运动产生能量的需求，再通过身体分解脂肪来满足这种需求。

重要提示：像这种振动、抖动的减肥器械，短时间使用可以达到缓解肌肉酸痛、促进血液循环的目的。但如果用的时间长了，对于皮肤、皮下组织、内脏都弊大于利。特别是上了年纪的老人家，骨骼脆弱，内脏也较容易受伤，这种东西还是躲着点比较好。

随身听最好别用耳机

现在视听设备变高级了，很多随身听、手机、MP3不但能播放音乐，还可以收听调频广播，但耳机这东西最好还是慎用。

重要提示：最好替老人选择一个带扩放喇叭的视听设备。耳机是贴在耳道口发声的，不仅对于老人，对于年轻人的听力都有一定的损害。而且老人家的反应大都比较慢，而晨练、买菜、遛弯的时间大都是上下班高峰时段。如果耳朵里塞着耳机，一旦路上有什么情况，短时间内老人家很容易反应不过来，容易发生交通意外。

浴霸不如暖风机

浴霸是采用红外线，暖风机是采用电热风。不过用过浴霸的人都知道，一开浴霸屋里就像开了一盏两三百瓦的灯泡一样。老人家视神经比较脆弱，在这种强光下待得时间太长，对视力的影响很大。而洗完澡之后出来，会感觉很多地方漆黑一片，一不留神少不了磕着碰着的。

重要提示：暖风机则没有这方面的影响，您只要安装在一个不太会被水溅到的地方（大部分名牌暖风机都是防水的），再花十来元钱买一个浴帘，把洗澡和暖风的地方隔开来，完全可以达到保温的效果。

老人鼻尖发青提防脑卒中

户外气温较低时，有些老人外出时会出现鼻尖青紫现象，专家认为，这种现象很危险。虽然鼻部青紫并不会让人明显不适，但这预示着老人血管功能和血循环异常，甚至可能是脑卒中的先兆。所以，老年人，尤其是高血压、糖尿病、高血脂及动脉硬化患者，当出现鼻部青紫时，要引起高度警惕。

注射头孢后需禁酒三天　注射头孢曲松钠等头孢类抗生素后72小时内（头孢哌酮钠5天内）应禁止饮酒或含服酒精药物。这样可以避免由酒精影响肝脏对药物的代谢，从而防止出现恶心、呕吐、心率加快、面部潮红甚至出现生命危险等不良反应。

中了雪卡毒素不能饮酒吃花生　只要是深海鱼，都可能存在雪卡毒素。雪卡毒素会引发心血管系统病变，此外还会伤害中枢神经系统，导致多脏器损害，严重者甚至会因呼吸系统麻痹而死亡。更可怕的是，即使痊愈，发病者神经系统也处于很脆弱的状态，以后都不能喝酒、吃花生或豆类食物，否则可能引起中毒复发。

煎药之后要洗罐　煎中药之后，一定要记着擦洗药罐。这是因为煎煮中药时，药汁因受热蒸发而被浓缩，使容器上常积有一层干燥的药糊，若不及时擦去而继续煎煮另一帖药物，这些干燥的药糊就会溶解，如果前后两帖药物不同，往往出现药物的"串味"、"串气"现象。

老年人如何正确补铁

老年人胃黏膜腺体趋于萎缩，使铁的吸收减少。因此，老年人要注意铁的摄入。但老年人补铁应注意以下几个方面的问题：

某些食物会影响铁的吸收　含有鞣酸的食物如菠菜、柿子等，能与铁结合形成难溶的铁盐，从而妨碍铁的吸收；碱性食物如黄瓜、胡萝卜、苏打饼干等，可中和胃酸，降低胃内酸度，不利于铁的吸收；乳制品、豆乳制品、花生仁、核桃仁、海带、芝麻酱、动物肝脏、蛋等食物中含钙、磷较多，因钙、磷可与铁形成不溶性复合物，也可影响铁的吸收；茶和咖啡中的鞣酸可使铁的吸收减少75%。所以，进食这些食物时最好与服铁剂的时间间隔1～2小时。

某些维生素能促进铁的吸收　维生素C是还原剂，有利于人体对铁的吸收；维生素A有改善机体对铁的吸收和转运等功能；维生素B_6可提高骨髓对铁的利用；维生素B_2可促进铁从肠道的吸收，都可适当补充。

食补要防止肥胖　膳食中的铁主要分为动物性食品中的血红素铁和植物性食品中的非血红素铁两种。其中动物性食品中的铁更容易被人体吸收利用，但是如果单纯为了补铁而增加动物性食品的比重，又会带来能量过高、蛋白质和脂类过量等"三高"膳食问题。

适可而止　补铁也要适可而止，否则会引起恶心、呕吐、腹泻、昏迷等急性铁中毒症状，严重者会致人休克、死亡。最新研究表明，铁的蓄积可诱发或加重老年性痴呆症的病情。

老人防痔锻炼八诀

一、直立，吸气尽量使横膈下降，至气足，仰首，张口呼气，使尽，再吸气。反复呼吸20～30次。

二、仰卧，全身放松，双手叠放小腹上，做呼吸运动。吸气时腹部鼓起，呼气时腹部塌陷，反复呼吸3次左右。

三、仰卧，全身放松，将臀部及下腿用力夹紧，同时肛门向上提收，像忍大便一样，配合吸气，然后放松，呼气，可反复做15～20次。

四、仰卧，双膝屈曲并拢，两手放在头下，以足及肩为支撑，将腹部、臀部抬起悬空，同时收提肛门，吸气，然后放下，呼气。可反复做10～15次。

五、仰卧，左手按在右手背上，以脐为中心，从右到左做圆形按摩81次，再将右手放在左手背上，以脐为中心，从左到右做圆形按摩81次。

六、一腿屈曲，用足跟向前蹬出，稍停，然后慢慢放下。两腿各做5～10次。然后两腿伸直抬起，向两侧尽量分开，继而收回，可做10次。

七、两腿交叉坐定，两手叉腰起立，收臀夹腿，肛门收缩，持续5秒，放松坐下，可反复做10～20次。

八、站立，两手叉腰，两腿交叉。足尖踮起，收臀夹腿，收缩肛门，持续5秒，还原，可重复10次。

中老年人起床：3个5分钟

早上6点多，62岁的大伯睡醒后起床，刚下床站起，突然一阵头晕，摔倒在地。抢救医生诊断大伯得的是心肌梗死。

医生解释，从熟睡状态交替到活动状态时，一定不能急。加上大伯本身患有心脏病，突然起床马上站立，会引起脑供血不足。凌晨4点至8点，是头晕、摔倒、心梗、脑梗最高发的时间段，特别是一到冬天，更是高发，中老年人起床一定要慢慢起，记住三步法：醒来后先躺5分钟，再坐5分钟，下地后先站5分钟，然后再走。这样可以避免血压剧烈波动，减少头晕、脑卒中。年纪轻、身体好的，赖床1分钟、在床上坐1分钟后，然后下床在床沿坐1分钟。

医生建议，醒来后，首先要完全清醒，在平仰卧的状态下，睁大双眼，适应由睡觉至睡醒的交替过程。然后才缓缓从被窝里坐起来，双眼正视前方，或转动头颈。再将双脚移至床沿，睁眼静坐一会儿，如果觉得自己反应正常，可以下床了。

老人不宜在脚上打吊针

一位老年患者，因每天打吊针手臂血管出现吸收不良，其家人提出在患者的脚上扎针输液，但这一要求被医护人员婉拒了。

因为大多数老年人下肢血管脆弱，血管变细，血液循环不好，加之老年人对下肢出现的疼痛、麻木等感觉不敏感，在下肢扎针输液容易造成下肢静脉血栓。一旦静脉中的血栓脱落，栓子随着血流滚动，会在肺、脑、肾等部位形成栓塞，危及生命。同时，当患者下肢活动受到限制后，其下肢静脉血流缓慢，血液循环更差，导致患者患肢出现肿胀、疼痛、行走困难等症状，影响病情恢复。因此，老年人输液不宜选用下肢静脉，应选用血流丰富的上肢。

人过四十　尤需警惕肿瘤来袭

全国肿瘤登记中心发布的《2012 中国肿瘤登记年报》披露，全国肿瘤发病率为 285.91/10 万，发病率无论男女，城市均高于农村。从年龄段上看，40 岁以上年龄组发病率快速升高，80 岁年龄组达到最高。

数据显示，全国每年新发肿瘤病例估计约为 312 万例，平均每天 8550 人，全国每分钟有 6 人被诊断为恶性肿瘤。我国居民一生罹患癌症的概率为 22%。全国 35~39 岁年龄段恶性肿瘤发病率为 87.07/10 万，40~44 岁年龄段恶性肿瘤发病率几乎翻番，达到 154.53/10 万；50 岁以上人群发病占全部发病的 80% 以上，60 岁以上癌症发病率超过 1%。全国肿瘤死亡率为 180.54/10 万，估计每年因癌症死亡病例达 270 万例。我国居民因癌症死亡的几率是 13%，即每 7~8 人中会有 1 人因癌症死亡。

从病种看，全国恶性肿瘤发病第一位是肺癌，其次为胃癌、结直肠癌、肝癌和食管癌，前 10 位恶性肿瘤占全部恶性肿瘤的 76.39%。全国恶性肿瘤死亡第一位的仍是肺癌，其次为肝癌、胃癌、食管癌和结直肠癌。死亡率最高者男女均为肺癌。男性其他主要死因癌症包括肝癌、胃癌、食管癌和结直肠癌；女性其他主要死因癌症包括胃癌、肝癌、结直肠癌和乳腺癌。

看电视时梳梳头

数九寒冬，老年人在室外活动的时间短了，多数时间都不得不待在家里做做家务、看看电视。医生表示，看电视时，时不时地用手或梳子梳梳头，可以促进血液循环，缓解头痛，减轻疲劳。

双手十指微屈或用一把粗齿的木梳，从前额发际处开始，往后梳神庭穴（头部前发际正中直上约2厘米处）、百会穴（头顶正中最高点），经枕骨向下，十指并拢按至颈椎，分手绕颈两侧到喉结处廉泉穴（喉结上方，舌骨上缘凹陷处）及人迎穴（喉结两侧5厘米，颈动脉搏动处），然后再按摩颈部50下。这个简单动作既能促进头部血液循环，通畅气血，还可以通过手臂和颈部的配合活动，缓解肩周炎、颈椎病等症状，多管齐下。

"三高老人"谨防眼中风

血管阻塞发生在脑部，就是俗称的"脑中风"，若发生在眼部，就是"眼中风"，即为视网膜动脉阻塞。寒流来袭，有心脑血管疾病的老年朋友若一只眼睛突然视力骤降，可能为眼中风。人称之为"眼中风"。

眼中风属于眼科急症，一般在视网膜动脉阻塞90分钟后，视网膜细胞的损害是不可逆的。也就是说抢救要尽早，在90分钟内进行。24小时内积极治疗也可以有一定作用。但由于眼中风引起的视力下降是无痛性的，而人眼视物范围双眼有重叠，有些时候，患者并不能及时察觉病变的发生，贻误了最好的治疗时机。

"三高老人"是眼中风的主要发病人群。这是因为，老年人是心脑血管疾病的高危人群，眼中风的危险因素主要有血栓（来自心脏及颈动脉的栓子易进入眼内）、动脉粥样硬化等。临床发现，80％以上视网膜动脉阻塞的患者同时合并有内科或神经科疾病，其中50％为高血压，25％有糖尿病，20％有同侧颈动脉狭窄，伴心瓣膜疾病者近1/4。

医生提醒，天气变化较大时，注意保暖，户外运动前要注意热身，不要骤寒骤冷，谨防血管痉挛引发疾病。另外，心血管检查以发现原发病变是重要措施，颈动脉超声应列入常规检查。若发现眼睛看不见，要立即去医院眼科急诊治疗。

老人增加代谢能力不得高血脂糖尿病

随着年龄增长，多数老年朋友易患糖尿病、高血脂、动脉硬化等。这些与代谢相关的疾病，药物控制的效果并不理想。专家认为，从40岁开始就应该保护人体代谢功能。

增强糖代谢　血糖不升高　糙米紫萝卜粥　取糙米30克洗净，浸泡10小时，紫萝卜150克去皮切成细丝，加500毫升水熬粥，早晚食用，隔天1次，连食1月。

每周两天素　每周三、周五两天全素饮食，并且食量比平时减少20%。

间隔运动　指低强度运动与中等强度运动的间隔训练，每周150分钟，分5天完成。在10分钟散步后，小跑3分钟，然后减速散步10分钟，再小跑3分钟。这样就会使运动变成散步有氧状态——跑无氧状态——有氧状态——无氧状态。

促进脂肪燃烧　降低血脂　花生牛奶土豆泥　取花生20粒放入粉碎机中打碎，去皮土豆100克煮熟后捣成泥，加入20毫升牛奶后上锅煎熟食用。隔日1次，连用3周。

按揉肾腧穴　位于第2腰椎棘突下、命门旁开1.5寸处的肾腧穴，是足太阳膀胱经的重要穴位，按揉力度以局部出现麻胀感并向臀部及下肢放散为宜。身体俯卧，每晚按压肾腧穴10~15分钟，4周为1疗程。

久咳不愈调五脏

中老年人久咳不愈，仅从肺脏治疗是不够的，必须要同时调理五脏，才能从根本上斩断咳嗽的根源。

脾咳　咳嗽痰多腹胀　主要症状为咳嗽多痰，食欲不振，容易感觉腹胀，老慢支患者属此类型。服食一些健脾祛湿、通利气机之品，如：薏米、山药、茯苓、白术、芡实等，止咳效果会更好。

陈皮苡仁粥　取陈皮10克煎汤约500毫升，过滤取汁，加入苡仁50克、小米50克熬粥。每天1次，连服1周，喉中清爽无痰或止咳后可停服。

肾咳　咳嗽而气短　主要症状为咳嗽、气喘、呼吸短浅甚至夜不能卧，在慢阻肺患者中较常见。服用止咳化痰平喘药的同时，应酌情增加核桃肉、蛤蚧、补骨脂等补肾纳气中药。

蛤蚧核桃肉　蛤蚧15克、核桃肉30克、山萸肉30克，隔水炖烂，1次服完，每周2～3次，可长期服用，直到症状改善。

肝咳　咳嗽响亮少痰　主要症状为咳嗽响亮而痰少、咳时两胁疼痛，伴有两目发红、脾气急躁等症状。

肝咳逍遥散　枸杞子15克、杏仁10克，煎汤当茶饮，送服中成药加味逍遥散，每日3次，连服1~2周。

心咳　咳嗽有泡沫　主要症状为咳嗽有泡沫痰，并出现心烦失眠、心悸气短、唇色紫暗等症状。在慢性支气管炎、肺心病、风湿性心脏病等患者中较常见。

麦味止咳汤　麦冬、党参、五味子各10克煎汤代茶饮，连服2～3周。

老人宜选固定义齿

一位老人因假牙套住喉咙，被当肺炎治了一年引起大家的关注。由此也引发出老人佩戴假牙该注意什么的讨论，是固定假牙好，还是活动假牙好？

现在国际上推行牙列缺失固定化，这是因为固定假牙不仅在行使咀嚼功能时稳固，不变位，支持良好，咀嚼效率高，而且接近于原缺失牙的大小，无异物感，舒适。修复后舌的功能活动障碍少，不会妨碍发音。但如果后牙末端游离缺失、缺牙数目太多，就不适合进行固定修复，只能通过活动假牙来修复。

老人最好选择固定义齿修复，如果只能佩戴活动假牙，在平躺、休息时，一定要及时摘下来，避免滑落。

人老耳背可防可治

每年 3 月 3 日是全国爱耳日。我国第二次全国残疾人抽样调查显示，60 岁以上老年人患听力残疾的比例高达 11%。据此推算，我国 60 岁以上老年听力残疾人总数超过 2000 万。

专家提醒老年人及其家属要摒弃"人老失聪，天经地义"的观念。日常生活中要有爱耳、护耳意识，保持健康用耳习惯，减少在高噪声环境中的暴露时间，60岁后最好能每年做一次听力检测，耳聋后要及时到专业机构配戴合格合适的助听设备。

耳聋症状有哪些　老年聋有三个特点：一是老年性耳聋大多是双耳聋，耳聋程度可不一，但均呈现慢性进行性特点。二是"语言的分辨能力差"，就是"只闻其声，不解其意"。三是一部分人有"重振现象"，即存在"小声听不见，大声受不了"的现象，许多老人都有这种体会，低声说话时喜欢用手挡住耳郭倾听，当别人大声漫谈时，又觉得太刺耳。

早期预防积极控制血压血糖血脂　专家建议中老年人从如下几方面入手积极预防老年聋，尤其要注意避免"三高"，如患有高血压病、冠心病、动脉硬化、高脂血症、糖尿病等一定要积极治疗，以免加速老年性耳聋的进展。

第一是合理饮食结构。应多吃富含维生素D、铁、锌等元素的食物，含铁丰富的食物有黑木耳、菠菜、瘦肉、豆类、猪肝等；含锌丰富的有海产品、萝卜、大豆和鱼类等；含维生素D丰富的有蘑菇、银耳、蛋类、乳类等。尤其应多吃鱼类食物。

第二避免不良刺激。现在很多老年人喜欢戴着耳机收听电台节目听戏曲相声，老年人倘若长时间戴耳机会直接造成内耳损伤，引发噪音性耳聋。因此老年人也要注意一次戴耳机时间不要超过半小时。

第三慎用耳毒药物。避免应用对听力有损伤的耳毒性药物，如庆大霉素、链霉素、卡那霉素、新霉素等。很多老人有腰腿疼痛等关节毛病，对阿司匹林等水杨酸类制剂也应当慎用，有资料表明，长时间、大剂量地服用阿司匹林，可造成药物中毒性耳聋。

趾甲厚警惕动脉闭塞

不少老年朋友的趾甲会增厚变形，甚至变色裂开，要警惕下肢动脉闭塞。

老人多有动脉粥样硬化，下肢血管最容易受到影响，会导致动脉壁的增厚、变硬，引起缺血。肢体缺血的早期，常表现为肢体末端的营养吸收障碍，趾甲细胞的新陈代谢能力和再生能力会越来越弱，造成趾甲的角质层代谢减慢，逐渐增厚，甚至变色、变形。如果神经末梢的血液循环同时受到影响，还会伴有麻木、发冷等症状。因此，如发现趾甲有异常改变，最好到大医院的血管外科测一下踝肱指数（踝部压力与血压的比值），如果低于0.9，往往预示着下肢动脉硬化。

老人谨防下肢静脉曲张

静脉曲张发病的原因在于静脉瓣膜功能损坏，造成血液流通受阻。中老年人静脉瓣膜功能出现退化，血液黏稠度增大，更易出现静脉血液回流障碍，引发静脉曲张。中医认为，本病主要是因筋脉受损，气血瘀滞脉络所致，可根据不同的症型进行调治。

气滞血瘀型　表现为小腿青筋隆起、迂曲或扭曲成团块状，有压痛或刺痛，劳累后加重。

泡脚按摩　取生姜 30 克切片，加水 1200 毫升，煎煮 10 分钟左右，然后取姜汤加适量温水泡脚 20 分钟。泡脚后，按摩小腿两侧的复溜穴 (位于足内踝骨后缘与跟腱的中点上方二指宽处)5 分钟。每天 1 次，连续 3 周。

寒湿凝滞型　表现为小腿青筋蜿蜒，足踝部水肿，按之凹陷，朝轻暮重，畏寒怕冷。

千年健酒　取千年健 10 克，浸泡于 500 毫升的优质白酒 (38 度左右) 中，密封置于阴凉通风处，每日摇晃 1~2 次，10 天后即可饮用。每次饮 20 毫升，每日 2 次。

湿热蕴结型　表现为小腿青筋突起，有条索状肿物或结节，压痛明显，或周围皮肤红肿热痛。

薏苡仁粥　取薏苡仁 50 克，先在清水中浸泡约 1 小时，然后放入高压锅中，加水 800 ～ 1000 毫升煮粥，煮至薏苡仁熟烂即成，每日分 2 次食用。

气血两虚型　表现为小腿青筋外露，皮肤萎缩、色素沉着或并发溃疡，疮面脓水清稀，经久不愈。

当归炖羊肉　将当归 15 克加水煎煮取汁，用药汁与羊肉 100 克 (切碎) 炖汤，食肉饮汤，每日 1 次。

老人闪了腰怎么办

"闪腰"在医学上称为急性腰扭伤，多发生于老年人，采用按掐痛点加隔姜灸的方法，能有效缓解疼痛。

首先，将拇指按压于痛点上，按时由轻渐重，当痛处感觉酸胀时，即为"得气"，得气后持续按压1~2分钟，缓慢放松，减轻按压力，稍停片刻，再进行按压，如此反复做5~7次。然后，用拇指指尖施以掐法，掐时由轻到重逐渐加力，切勿突然用力，以防损伤皮肤，持续指掐2分钟左右，再用指肚轻揉痛处。

按掐痛点后，将生姜切成薄片，用针刺多个孔，置于痛点上，再取花生米大小的艾炷置于姜片上，点燃施灸，若姜片烤干皱缩，可换姜片再灸，灸至局部皮肤红润为度，一般灸4～5壮(一个艾炷为一壮)即可。灸毕去掉姜片，用手掌在痛点处轻轻地回旋揉动片刻，一般可见明显疗效。如未愈，第二天可再进行1次。

老人流口水要警惕

大多中老年人发现自己容易流口水，有时睡醒后枕巾湿了一大片。专家提醒。常流口水是脾虚的表现，发展下去可导致慢性胃炎、胃下垂、慢性腹泻、高脂血症等。另外，如果口水从一侧口角流出，就可能是中风的先兆，一定要提高警惕。

怎样判断流口水是由脾虚引起的呢？脾虚引起的流口水，不只在晚上睡觉时发生，清醒时也会出现，还可伴有舌头两边有齿痕、口中发甜、大便稀溏等脾虚症状。消除脾虚引起的流口水，关键是补益脾气，在日常生活中宜常吃糯米、薏米、牛肚、莲藕、栗子、扁豆、红薯、菱角、红枣、莲子、锅巴（大米）、土豆、山药、花生等补脾气的食物。少吃助湿生痰的食物，如肥肉、螃蟹、猪耳朵等，并且要禁烟限酒。除此之外，还可用以下方法有针对性地治疗。

嚼芡实 将芡实30克淘洗干净，浸泡3小时后，放在小碗里，隔水蒸15分钟，温热嚼食，每天1次，连续2周。芡实有补脾益气、补肾固精的功效，适宜流口水并伴有食欲不振、脘腹胀满者。

喝莲子粥 粳米50克，淘洗干净，与泡涨的莲子15克煮粥食用，每日1次。连续1月，适宜刚开始流口水并伴口中发淡或发甜者。

饮益智仁茶 益智仁120克，在平底锅中炒至微微发黄，粉碎，装瓶备用。每日取益智仁6克，开水冲泡，当茶频饮，喝完可续水，直至味淡，嚼食益智仁适宜白天夜间均流口水者。

喝山苡粥 薏苡仁20克（浸泡4小时），与粳米30克一起熬粥，快熟时加入鲜山药50克（切片），煮至山药熟后，温热食用，每日1次，连续半月。熬粥食用可增脾气、祛脾湿，消除流口水病根。

服黄芪酒 炙黄芪30克，用纱布包裹，放入500毫升优质白酒（38度左右）中，置阴凉避光处保存。每天摇1次，浸泡10

天后即可饮用。每次 10 毫升，每日 1~2 次，佐餐饮服。适用于流口水晚期出现中风先兆者。

推足内侧　在足内侧，大趾根部稍微突出的骨头后面，有足太阴脾经的一个穴位——太白，推此处可刺激足太阴脾经经气，促进脾气生成，消除流口水的症状。用一侧手的大鱼际，推另一侧足内侧的太白穴，力度以感觉微痛为宜，每次 3 分钟，然后换手操作另一侧，每日 2 次。长期坚持，疗效更好。

夏季老人脱水易诱发"分水岭脑梗死"

夏季天气炎热，也是腹泻的高发季节，对老年人来说，如果出现连续腹泻、呕吐等体液过多流失的情况，切不可掉以轻心，应警惕诱发"分水岭脑梗死"等继发性疾病。

"分水岭脑梗死"是指相邻脑大血管供血的边缘、交界地带出现的急性局部缺血损害。"分水岭"是人脑供血最为薄弱的区域，一些原本患有基础性疾病的老年人，如动脉硬化、脑大血管狭窄患者，本身脑供血就不理想，所以在腹泻等导致其循环血量减少的情况下，非常容易使分配到脑部的供血减少，出现血液动力障碍，供血无法供到位，使得本来供血薄弱的"分水岭"区发生急性脑梗死。

"分水岭脑梗死"常见于老年人，一般表现有：意识障碍、言语障碍、运动性失语、感觉障碍、抽搐、智能障碍及精神障碍等。患者多数有高血压、糖尿病、心脏病等病史。发病前几天，部分患者曾有血压大幅度下降，发病后患者表现为反复发作性或持续性低血压。

对于老年人来讲，每餐都不要吃得太饱，否则血液就会集中在胃部，供给脑部的血液就少了；患有高血压的老年人，在吃降压药时，不建议把血压降得太低，主张降到 140 ~ 150(高压)即可。老年朋友夏天应多喝温开水、绿茶，尽量避免腹泻、肠炎等容易造成体液过度流失的疾病。

老年健康八大法则

一、排便一次。食欲好，能吃是好事，但上下通畅非常重要，因此，老年人要保证每天都要排便一次。美国饮食协会建议成人每天摄取 20 ~ 35 克的食物纤维，便秘患者则至少 30 克。纤维来自碳水化合物，如完整谷类、水果及蔬菜，奶酪、菠菜、土豆等可加速胃肠蠕动，容易产生便意。为避免过度排气，建议逐渐增添纤维摄取量。

二、睡觉两次。上了年纪，晚上睡眠往往欠佳，所以午睡必不可少，晚间损失在午间补。美国斯坦福大学的弗里德曼教授建议，老年人每天午睡 30 分钟，可使冠心病的发病率减少 30%。

三、工作三小时。老年人不能闲着，要找自己喜欢的事做，阅报、唱歌或当义工。老年人工作是好的，但最好不要持续工作，避免过度劳累后，腰、腿、心脏等组织"闹情绪"。

四、进食四次。老年人除了每日三餐之外，下午宜增加一次点心，这是因为老年人胃纳差，宜多次少量饮食。专家建议，老年人一般习惯早睡早起，可以把早餐提前，每隔四五个小时进一次餐，比如7点用早餐、11点用午餐、下午3点和7点再用两次餐。

五、喝五杯水。老年人容易失水，要主动饮水，早起喝一杯水，上下午各饮两杯水。具体怎么喝？早起后，为了补偿夜间水分的消耗，老人应适量多饮些水，对高血压、脑出血有一定的预防作用。午餐、晚餐前1个小时要空腹喝水，可保证分泌足够的消化液来促进食欲，帮助消化吸收。睡前2～3个小时喝水，可冲淡血液，加速血液循环，但睡前要尽量少喝。另外，渴了就喝。

六、晨练六十分钟。老年人早晨跑步、做操、打拳等，会带来一天的好心情。

七、晚七点看新闻。老年人不能自我封闭，除每天定时收看《新闻联播》，还要多关心国家大事。

八、饮食要多样化。老年人的饮食要多种多样，蛋、鱼、肉要适量，多吃果蔬、蘑菇及豆制品。怎么摄入不同种类的食物呢？可以按"颜色"分，白色——牛奶、白菜、花菜；红色——番茄、胡萝卜、草莓、苹果；绿色——生菜、扁豆、菠菜；黄色——胡萝卜、玉米、南瓜、黄豆；紫／黑色——紫甘蓝、黑巧克力、肉桂。

人到中年　四检查能救命

俗话说：人过中年日过午。当身体走到下坡路时，定期体检无疑成了守护健康的一道"护身符"。在诸多的检查项目中，颈动脉、心脏、肠镜、胃镜是中老年人不容疏漏的 4 个项目。

筛查颈动脉　预防脑中风　人过中年要定期查查颈部动脉血管。有数字显示，约有 2/3 的脑缺血与颈动脉狭窄有关。而一旦发生脑中风，轻者偏瘫、失语、视力下降等，重者可致昏迷甚至危及生命。颈动脉检测主要指标有血流速是否减缓、管腔内径是否减小和有无颈动脉斑块三个主要项目，可早期及时发现供血不足及狭窄等情况。吸烟、高血压、高血脂、糖尿病、肥胖、年龄超过 40 岁的人群，都应该在体检中加强对颈动脉狭窄的筛查。

50 岁　中年人的心脏危险期　随着社会竞争加剧、饮食结构发生改变，50 岁左右的中年人正在成为心肌梗死的"后备军"，三四十岁的心肌梗死病人也经常出现。除了保持健康的生活方式，定期检查是预防和早期发现心血管疾病最有效的措施。专家建议，即使没有心脏问题也应 6 个月至 1 年做一次心电图，特别是有吸烟、高血压、糖尿病、血脂明显异常过高以及过度肥胖，父母亲有冠心病、脑梗塞病史等多种危险因子，更应注重对心脏的检查。

定期做肠镜　癌变早知道　35 岁以上喜欢吃鸡鸭鱼肉虾等高脂肪高蛋白食物的人群，应每隔三五年做一次肠镜的检查。尤其有"腹泻、便秘交替"现象患者，要高度警惕。肠癌大都是由良性的腺瘤恶变发展来的，腺瘤恶变大概需要 5 年以上的时间。因此每隔 3 ~ 5 年可做一个肛肠科的健康体检。一般人群应在 45 岁以后开始接受肠镜的筛查，每 5 年复查 1 次，实在没有条件也应起码做一个直肠指检。

胃镜——胃病诊断"金标准"　由于恐惧胃镜检查，有三成胃部疾病的患者忽视胃镜检查，有的患者因此不能早期发现病变而耽误了治疗时机。专家建议，除了有胃溃疡病史的，特别是 50 岁以上应该定期做胃镜外，慢性萎缩性胃炎患者，年龄在 40 岁以上者，家族中有胃癌或其他消化道肿瘤的患者，以往有胃病史，特别是慢性胃溃疡、胃息肉、萎缩性胃炎患者，胃切除手术 10 年以上者，都应每年做一次胃镜检查。

四招预防缓解老年痴呆

一是多动脑。保持大脑活跃有助于大脑中某些"线路"有效运行。所以，老年人经常进行阅读、写作、填字游戏、数独游戏、摄影、学外语、演奏乐器、做手工等刺激认知的活动，可延缓认知障碍症的出现和缓解病情。

二是多吃巧克力。研究发现，每天喝两杯热巧克力，有助促进大脑血液循环。大脑血液流通量增加，记忆力会有所提升，可预防老年痴呆症。

三是定期刷牙。痴呆症患者脑中一种细菌名为"牙龈卟啉单胞菌"，是引发牙周病的一种主要细菌。虽然这种细菌主要生存于口腔内，但它们可在咀嚼过程中或牙科手术时进入血液循环并进入脑部，之后会在脑部引发过度免疫反应，导致免疫系统释放出化学物质"误杀"脑细胞，造成记忆力丧失、思维混乱等痴呆症症状。

四是多亲近花草。花草可以有效增强老人的脑部能量，对痴呆症有缓解作用。

保持理想体重的老人更健康

2010年国民体质监测结果显示，我国60岁至69岁老年人超重率和肥胖率分别为39.8％和13％，成为高血压、高血脂、糖尿病和各种心脑血管疾病的诱因。

医学专家指出，老年人健康，要从控制体重开始。老年人不应该肥胖，应始终保持理想体重。据调查，我国百岁以上老年人，无一例肥胖者。老年人保持健康，最好的办法就是养成良好的生活习惯和饮食习惯，保持理想体重，每年进行健康体检，以早期发现疾病，早期治疗。

中国工程院院士、中华预防医学会会长王陇德提出了防癌与保持健康的几点建议：第一条就与体重有关系——正常体重范围内尽可能瘦；同时还有每天至少从事30分钟身体活动；避免含糖饮料、限制摄入高能量密度食物（尤其是高糖或低纤维、高脂肪的加工食品）；多吃各种蔬菜、水果、全麦和豆类；限制红肉摄入、避免加工的肉制品；限制盐腌食品或盐加工的食品。

老年人标准体重的简单计算公式为：男子：身高（厘米）-105=体重（公斤）；女子：身高（厘米）-100=体重（公斤）。

超过或低于标准体重5公斤以内属正常范围；超过或低于标准体重5公斤以上，应引起注意；超过10公斤以上，就属于肥胖，为病态；体重低于标准体重10公斤以上就属于消瘦，二者都不应忽视。

如一位身高为175厘米的老年男性，他的标准体重为：175-105=70公斤，如果他的实际体重在65~75公斤范围内，属于正常；如果他的实际体重超过80公斤就属于肥胖了；如果他的实际体重低于60公斤就属于消瘦了。

频发早搏调情绪很重要

不少老人早搏发作是在心情烦躁、情绪激动之后，往往感觉一口气上不来，心跳也乱了，检查发现早搏在一分钟内出现了6次以上（不足6次为偶发早搏，又称为功能性早搏），被诊断为频发早搏。此类患者应该调节情绪，尤其要避免情绪激动，不要看紧张刺激的电影、电视节目。

另外，还要注意休息，保证生活有规律。早搏发生时，应绝对卧床休息。应吃易消化的清淡的食物，少吃豆制品。日常多参加体育锻炼，预防感冒。

中国老人健康指南

2013 年 9 月 26 日，《中国老年人健康指南》在京发布。该《指南》由全国老龄工作委员会办公室、国家卫生和计划生育委员会共同编印，是我国政府权威部门编制出版的第一本指导老年人健康生活的科普读物。《指南》共 36 条，涵盖了健康生活习惯、合理膳食规律、适量体育运动、良好心理状态、疾病自我控制、加强健康管理 6 个方面的内容。以下是部分主要内容。

健康生活习惯

每天睡眠不少于 6 小时。养成良好的生活作息习惯，睡眠起居要有规律，每天睡眠不少于 6 小时，最好有午休。

主动饮水。不要等渴了才喝，且少量多次为宜。一般每人每天喝水 6 ~ 8 杯 (每杯 200 毫升)。

坚持每天晒太阳。每天应晒太阳 15 ~ 20 分钟，但要避免暴晒或中暑。阳光强时，应佩戴太阳镜；在树荫下停留较久，也可获得同样效果。

养成定时排便习惯。多吃富含纤维素的食物，多活动，避免久坐。每天坚持按摩腹部并做提肛收腹运动。晨起最好饮用 1 杯温开水。

预防跌倒。活动时应熟悉身边的环境和障碍物，且动作宜慢。行动不便者，可选择辅助工具。活动时，穿戴应合身、合脚，鞋底应防滑。

合理膳食规律

膳食以谷类为主，粗细搭配。一日三餐中，都要有米、面、杂粮等主食，提倡粗细搭配、粗粮细做，也可将粗细粮混合一起做。建议每人每天摄入 1 ~ 2 两粗粮。

餐餐有蔬菜，天天有水果。最好每餐都有 2 种以上蔬菜，每天至少进食 1 ~ 2 种水果，并常更换不同品种，建议每人每天吃 6 两 ~ 1 斤的各种新鲜蔬菜，深色蔬菜最好占一半以上。

适量摄入肉、禽、鱼、虾及蛋类。建议每人每天摄入 1~2 两肉类，尽量选择瘦肉。每天摄入 1.5~2 两水产品和 1 个鸡蛋。血脂异常者，每周可吃 3 ~ 4 个鸡蛋。有条件者，可以多选择一些海鱼和虾类。

经常食用奶类、豆制品和少量坚果。应经常喝牛奶，超重、肥胖或血脂异常者可选用低脂或脱脂奶、无糖或低糖奶粉。每天最好吃 1 次豆制品和少量坚果。

控制油、盐摄入。每人每天烹调油的用量不要超过半两，应少用或不用动物油，多选用植物油，并经常更换种类。每人每天的食盐量（包括酱油、调料和其他食物中的盐）不要超过 5 克。

某些疾病患者 (如高血压、肾病、心衰等病人) 每日食盐量还应适当减少。

合理补充微量营养素。在医生的指导下，适当补充钙、维生素 D、铁、维生素 A 等微量营养素。体弱者应补充适量的营养素补充剂。

适量体育运动

选择安全有效的运动项目。推荐步行、慢跑、游泳、太极拳、八段锦、五禽戏、六字诀、经络拍打操、门球、跳舞等。

掌握合适的运动次数、时间和强度。每周运动 3 ~ 5 次，每次不少于 30 分钟，每周不少于 150 分钟。运动时轻微出汗、无上气不接下气的感觉，运动中最大脉搏次数不超过 170– 年龄 (次 / 分)，说明运动强度适宜。

重视脑力活动。每天坚持一定时间的听、说、读、写等多样化认知能力的锻炼，有助于预防老年痴呆等认知障碍性疾病。

良好心理状态

学会发泄情绪。至少有 2 ~ 3 个关系密切的朋友，不开心时，主动向家人、朋友倾诉。伤心难过时，不要过于压抑情绪，想哭就哭。生气时，先静下心来想想原因，然后听听大家的意见，做些自身调整。

积极融入社区。与邻居建立融洽关系，主动关心、帮助他人和邻居。多做好事、善事。

疾病自我控制

随身携带医保卡、自制急救卡和急救盒。急救卡应写明姓名、住址、联系人、联系电话、定点医院、病案号、血型、主要疾病诊断和用药、急救盒放置位置。急救盒应备有阿司匹林、硝酸甘油、速效救心丸等。糖尿病患者外出带点糖果，以备发生低血糖时食用。

学会自我监测脉搏、体温、血压等。自备电子血压计，高血压患者每天至少自测 3 次血压（早、中、晚各 1 次）。糖尿病患者须自备电子血糖仪，适时自测血糖。血糖稳定时，每周抽查 1 ~ 2 次血糖。

生病就诊，谨遵医嘱。生病后，一定要到正规医疗机构诊治，遵医嘱治疗，不贪图便宜和听信传言乱投医；也不要自行用药、停药；千万别瞒着医生采用多个治疗方案；忌用"偏方"、"验方"、"秘方"。

加强健康管理

每年至少做 1 次体检。通过健康体检，可做到疾病早发现、早诊断、早治疗。老年人应每年至少做 1 次体检，并注意追踪检查结果，及时采取有效措施。

保健食品不能代替药品，可根据自身需要，正确选择国家主管部门正式批准和正规厂家生产的合格产品。

中老年人谨防甲减

近年来，不少中老年朋友经常出现便秘、胃寒，但又查不出具体病因，研究发现这可能是患了甲状腺功能减退症（简称甲减）。中老年人甲减初期症状并不明显，出现以下症状时，应引起高度警惕：全身无力、易疲乏、爱睡觉；对很多事情提不起精神，注意力不集中，记忆力下降；皮肤粗糙发干，头发干燥、稀少；经常感到肚子胀，便秘，体重增加；感到自己脸胀、手胀、腿胀，但用手按却没有凹陷。还可做甲状腺功能的自我测试：早晨起床时，将体温计放在腋下 15 分钟（保持身体不动，不说话），若体温为 36.4℃或更低，提示甲状腺机能不足。若持续 1 个月体温都低，则有甲减倾向，建议就医诊治。防治甲减，生活中应避免过度劳累，适量参加体育锻炼，保持愉快的心情。远离生活中的辐射环境。另外，还可采取以下方法，来预防甲减和促进甲状腺机能的恢复。

艾叶水泡脚促循环　艾叶（鲜）50 克，用沸水冲泡，待水温合适后泡脚，每次 20 分钟（水凉后可加热水），以全身微微出汗为宜。每周泡 2 次，连续 2 个月。

杂粮粥升甲状腺素　早餐食用杂粮，可降低早晨血糖，促进早晨的甲状腺素分泌。用大麦 30 克、小麦 30 克、薏米 20 克、燕麦片 20 克煮粥，每天早上食用。

药枕增下丘脑功能　将具有芳香走窜性质的中药材放入枕中，作用于头部后侧的穴位，可促进下丘脑分泌，促甲状腺释放激素。夜交藤200克，合欢花60克，枣仁、柏子仁、五味子各30克，打碎放入枕头中，1年后更换枕内药物。

压推反射区　甲状腺在足底有反射区，甲减患者一般在此处有硬物和痛点，刺激硬物和痛点可使反射区通畅，起到调节甲状腺分泌的功能。反射区位于大脚趾根处，用大拇指触摸到大脚趾根处的硬物和痛点，再用力压推，以感到胀痛为度，每天1次，每次15分钟。

按摩促淋巴循环　按摩甲状腺，可促进血液和淋巴液循环，增加甲状腺素分泌，防治甲减。左手掌紧贴左颈部，往前后按摩40次，再用右手按摩右侧颈部40次。

十个数字保老年人健康

"1"　每天排便1次。老人容易便秘，应该尽可能地保证每天排便一次。

每年体检1次。对65岁以上的老年人来说，体检时10个项目尤其不能省：测血压；验血、尿、便常规；做心电图；照腹部彩超；拍胸片；测血糖、血脂；查眼底；测骨密度；妇科检查；前列腺检查。

"2"　按2个长寿穴。合谷和内关是两个有名的长寿穴，每天按摩可以调节内分泌功能，平衡免疫，改善脾胃功能。合谷穴俗称"虎口"，位于拇指和食指间的肌肉丰厚处；内关穴在手腕内侧，手掌向上握拳或上抬，使腕部出现两条筋，内关穴就在其间。

"3" 每天吃3个核桃。老人每天坚持吃3个核桃，能预防认知障碍，还有助于降低血脂。

每天给爱人讲3句贴心话。

每天至少运动30分钟。

"4" 每天要吃4样主食。老人尽可能地保证主食的丰富，做到粗细搭配。

"5" 每天吃够5种果蔬。

每天大笑5次。

"6" 每天喝足6杯白开水。老人千万不要等到口渴再喝水，制订一个喝水时间表，每天至少喝6杯白开水，每小时喝一次。

每天吃6个大枣。俗话说"每天吃枣，不显老"。每天坚持吃6个大枣，可以补中益气、养血生津。鲜枣维生素含量丰富，但季节性强，多吃不利消化。相比之下，干枣更适合老人食用。

每次看电视别超60分钟。老人每次看电视的时间应控制在60分钟之内，不能长时间坐着，要时不时站起来扭扭腰、拍拍背。

"7" 每天睡够7小时。美国一项针对1.5万名70岁老人的研究发现，将睡眠时间控制在7小时左右的老人，比少于5小时或超过8小时的老人记忆力更好。

"8"　每餐八分饱。

"9"　晚上9点泡脚。这个时间肾经气血比较弱，热水泡脚后体内血管得到扩张，更有利于活血，还能滋肾养肝。

"10"　起床后按摩10分钟。按照以下步骤：1. 手指梳头，从前额正中开始向头后部梳划，再梳两侧，可改善头部血液循环。2. 搓胸揉腹，平卧在床，搓热前胸和两肋，再顺时针轻揉肚脐周围20次，助消化利通便。3. 收腹提肛，能促进胃肠蠕动，辅助治疗一些慢性病。

每天大声读报10分钟。每天大声朗读报纸10分钟以上，会对大脑产生良性刺激，增强记忆力、延缓衰老，还能增加肺活量，唤起老人的精气神。

进入深秋老年人须防骨质疏松

骨质疏松患者发生骨折或其他严重骨病的几率大大高于正常人，其危害性在老年人身上表现得最为明显。秋季日照时间逐渐变短，人体缺乏能促进钙在体内"安营扎寨"的维生素D，再加上运动量减少，骨质疏松甚至骨折就会悄悄袭来，让人避之不及。资料显示，我国65岁以上人群的骨质疏松症发病率为15%~50%，60岁以上的女性每3人中就有1例。

由于没有明显的早期症状，骨质疏松症很容易被忽视。其实，骨质疏松还是有一些蛛丝马迹的，比如早上起床的时候，会出现腿抽筋的现象。如果您除了腿抽筋的症状外，还有下列症状，应立刻到医院检查：开步走或身体移动时，感觉腰部疼痛，这是血液中钙离子浓度下降的结果；感觉背部或腰部无力、疼痛，渐渐地发展成为慢性痛楚，偶尔会突发剧痛；背部渐渐弯曲；身高变矮。

一提到骨质疏松，人们往往都会想到补钙。事实上，钙仅仅是制造骨头的原料之一，钙还需要人体内的维生素D等微量元素帮助其吸收和合成。因此，正常人群通过日常的膳食补充体内所需钙等微量元素，对于预防骨质疏松能起到事半功倍的效果。

在常见的食材中，海米营养丰富，富含钙、磷等微量元素，蛋白质含量也很高。黑芝麻是很好的补钙来源。牛奶不仅含钙量高，而且其中的乳酸能促进钙的吸收，是最好的天然钙源。黄豆是高蛋白食物，含钙量很高。其他豆制品也是补钙良品，150克豆腐含钙高达500毫克。

此外，胶原是构成骨质的重要物质，足够的维生素C对胶原合成时所需的一种重要酶的活性是必要的。因此，维生素C不足也可能会导致骨质疏松症。镁和硼是维持正常骨髓健康的非常重要的矿物质，可减少钙的流失。镁的食物来源包括香蕉、杏、桃、麦糠、谷物、坚果、海产品和绿叶蔬菜等。

老人常摸五处淋巴结

淋巴结可以消灭病菌、清除异物，且遍布全身，所以对疾病格外敏感。另外，多数淋巴结位于人体表浅的部位，集结成群，比如颈部、腋窝、腹股沟等处，容易摸到，所以经常触摸淋巴结可以早期发现疾病。

1. 颌下淋巴结肿大：多与口腔、面颊部炎症有关，在鼻、咽、扁桃体等上呼吸道感染，以及患结核、猩红热等疾病时常见。

2. 耳前淋巴结肿大：常由眼睑、颊、耳颞部的炎症引起。

3. 左侧锁骨上淋巴结肿大：多见于消化道肿瘤转移，如胃癌、肝癌、胰头癌、胰体癌。右侧锁骨上淋巴结肿大，可见于支气管肺癌、食管癌的淋巴结转移。

4. 腋下淋巴结肿大：常见原因多是乳房、上肢、肩背部出现炎症，或乳腺癌的淋巴结转移。

5. 腹股沟淋巴结肿大：多是下肢、下腹部、外阴部炎症，或腹腔肿瘤的淋巴结转移；触摸时，将食指、中指、无名指三指并拢，指腹平放于被检查部位的皮肤上进行滑动触诊（即在指腹按压的皮肤与皮下组织之间滑动）。需要注意的是，正常的淋巴结质地软，光滑且可移动，很难触摸到。如果淋巴结出现肿大、疼痛，质地变硬或变软，破溃或触及波动等，都是异常表现，要提高警惕。

老人天凉多吃打卤面

上海市第六人民医院营养科徐辉说，打卤面可以算是北方人最喜欢的面食之一，口感香浓，亦饭亦菜。它之所以好吃主要靠的是"卤"，而其中的主打四大原料——五花肉、黄花、木耳和鸡蛋，对于老年人来说，都是非常有益健康的食材。

五花肉含有丰富的优质蛋白质和必需的脂肪酸，并提供血红素（有机铁）和促进铁吸收的半胱氨酸，能改善缺铁性贫血。而鸡蛋和木耳对老年人健康的好处则已被众多人所熟知。

香菇和口蘑等各种菇类也是入"卤"的好选择。香菇能起到降低胆固醇、降血压的作用。香菇汁可以做天然"降压剂"，而且没有副作用。富含微量元素硒的口蘑是良好的补硒食品，喝下口蘑汤数小时后，血液中的硒含量和血红蛋白数量就会增加，它能够防止过氧化物损害机体，降低因缺硒引起的血压升高和血黏度增加，调节甲状腺的工作，提高免疫力。

在面的选择上，牙口好的老年人可以用手擀面，而且最好是荞麦、玉米面等粗粮的。如果牙口不太好，吃不了较硬的面，可以选择切面、挂面、龙须面等好咀嚼的、质地软的面条更容易被胃肠道吸收。胃不太好的人，常吃点打卤面还有养胃的作用。

打卤面的做法也十分简单：首先，香菇、黄花、木耳、口蘑，用热水浸泡发开，洗净后，不要倒掉发蘑菇的水，滤出后打卤用。

然后，取汤锅加葱、姜、五花肉煮熟切薄片，香菇切片与黄花、木耳、口蘑一起放入锅中加入肉和肉汤并和蘑菇水炖20分钟。加入盐、鸡精、老抽调味后勾芡，再加入打散的鸡蛋，取出倒入汤盆，浇在煮好的面条上即可。

老人常吃点烤麸

烤麸是由生面筋经保温发酵后高温蒸制而成的，它松软而富弹性，表面有很多气孔，是一种海绵状的健康食品。

据中国营养学会临床营养学会名誉主任委员杜寿玢教授介绍，烤麸是介于豆类和动物性食物之间的一种高蛋白质、低脂肪、低碳水化合物的健康食物，每100克烤麸中蛋白质含量为22克，仅低于黄豆，而明显高于谷类及猪、牛、羊肉，但脂肪、碳水化合物又明显低于黄豆和其他面食。此外，它还含有多种维生素和矿物质。

烤麸不但容易消化吸收，还有助于减少动物性蛋白质的摄入。肥胖、血脂高、胆固醇高以及患有心脑血管疾病的老年人常吃点，既保证了蛋白质的供给，又限制了热量的摄入。

从中医角度来看，烤麸味甘、性凉，有和中、解热、益气、养血、止烦渴等功效，体虚劳倦、内热烦渴的老人常吃也有很好的食疗作用。

自己在家做四喜烤麸比较健康，方法也简单。先将烤麸切成小块，用水反复冲洗挤干水分，入蒸锅大火蒸 10 分钟，再用水洗净挤干；香菇、腐竹、花生米、木耳分别用水泡好备用；炒锅里面倒一点油，把烤麸倒进去用大火煸炒一下，然后加入生姜两片，发好的香菇、腐竹、花生米、木耳，还有少量水、少许老抽、盐和白糖，再放一些五香粉，大火煮开之后，用小火煨煮；等到水差不多煨干时，翻动几下，稍许淋几滴麻油就可以起锅了。烤麸和所有材料可以充分吸收卤汁，味道非常浓郁。

三种西瓜餐帮老人开胃

把西瓜做成各种菜式，可以帮老年人开胃解暑。如西瓜与苦瓜配合，可以起到更好的利尿作用，把西瓜汁做成西瓜酪，可以补充大量的蛋白质（琼脂中含有），西瓜浇点辣汁，可以适当地提高老人的食欲和消化系统功能。具体做法为：

双色果汁：剖开西瓜，取出西瓜肉，放入榨汁机里榨汁，然后倒入酒杯里；把苦瓜也榨成汁，加入蜂蜜调匀，把苦瓜末舀出，两种汁混合。

西瓜酪：用中火煮西瓜汁，放入少量琼脂（超市有卖），加热至琼脂融化，按照个人口味放白糖，搅匀后出锅晾凉，放入冰箱冷藏，半小时后把冷藏凝固后的西瓜冻取出，用刀划开，放入小碗里，吃的时候加点蜂蜜。

椒油瓜条：把西瓜皮外的"青衣"去掉，红色的瓤切干净，把瓜皮切成一寸见方的小段，在锅里煮水，放入瓜段，水开后瓜皮浮起来就可以用勺捞出盛盘了。在瓜皮里放点盐、糖、鸡精搅拌，再在瓜条上浇一层辣椒油。

正餐之间加顿"糊糊餐"

海军总医院原副院长冯理达教授建议，老年人不妨一天分5～6餐进食，在正常的三餐之间再加三顿"糊糊餐"，不仅更利于肠胃消化，并且能把老年人一天所必需的营养素和能量补足。适合于老年人的平衡膳食，应该是每天摄入250～300克新鲜蔬菜，100～150克水果，粗细粮主食300克，奶类及奶制品220克，豆类100克等。正餐中蔬菜、主食以及肉类的基本摄入量应该保证。因此，在加餐中应着重吃一些豆制品、奶制品、水果还有各种坚果。老年人牙口不好，就可以想办法把它们变成半流质的糊糊吃下。

老人一般起得较早，早餐和午餐的间隔时间很长，可以在这两餐之间加一顿。上午10点左右，来一小碗"坚果糊"是个不错的选择。因为，坚果中含有大量的不饱和脂肪酸、十几种重要的氨基酸和多种微量元素。在老年人的家中，一台搅拌机是必不可少的，把各种坚果如芝麻、花生、杏仁、核桃仁等炒香，用搅拌机研磨成细粉，用开水一冲就可以了。因坚果所含油脂较多，老年人每天只需吃20～30克。吃糊糊的时候，还可以吃两小块豆腐干。

午睡后也是加餐的最佳时间，1杯酸奶（125～250毫升为宜）或一个水果就可以，如果想一起吃，不妨做个"果泥酸奶"。先用搅拌机把水果打成泥或是碎碎的果粒，然后拌着酸奶一起吃。

老年人如果晚餐吃得早，临睡前最好再吃一点牛奶泡饼干或是燕麦片。稍微吃一点东西，不但让老人睡得更安心，而且牛奶还有助于晚间补钙。

老人每天吃3次零食

美国一项研究报告显示，零食可帮助65岁以上老人获得足够的热量。我国著名营养学家、北京军区总医院主任营养师李瑞芬建议，老年人每天除了三顿正餐外，还要有三顿加餐，一些小零食作为加餐最合适不过了。

老年人吃零食要吃得科学，65岁以上老人早餐后2～3小时，约上午10时吃一次零食，可以选择维生素含量高的苹果、香蕉、橘子、猕猴桃、西瓜等新鲜水果。

午饭后小憩一会儿，等到下午3时左右来点种子类的零食是个不错的选择，如葵花子、南瓜子、花生、核桃仁、松子等。

不过，种子类的零食虽然能够提供丰富的蛋白质、脂肪及多种微量元素，但唯一缺点就是热量太高，因此不宜吃得过多。瓜子、花生、松子限制在 10 粒左右，核桃仁两个就足够了。

年轻人保持身材不主张睡前进食，但老年人在睡前稍吃些零食对身体有益，一小杯 125 毫升的酸奶加 2 片饼干，不仅能帮助老人更快入眠，还可以达到补钙、预防胆结石的功效。

李瑞芬专门为老年人饮食编了段顺口溜："一日多餐，餐餐不饱（七八分饱），饿了就吃，吃得很少。"人过中年以后的进食方式就应该像"羊吃草"那样，饿了就吃点，每次吃不多，胃肠总保持不饥不饱的状态。每天饮食遵照"3＋3"原则，做到三顿正餐三顿加餐，营养就能均衡了。

专家特别提醒，对于肥胖或有糖尿病的老年人来说，含糖量较高的各种糖类和巧克力，最好还是敬而远之吧。

老年人吃些干果、坚果好

新鲜水果在干制过程中可能有极少的个别维生素损失，但无机盐、微量元素、大部分维生素更加浓缩，含量更高了。以紫葡萄为例，紫葡萄与制成的葡萄干相比，葡萄干中的蛋白质增加了 6 倍，脂肪减少 50%，钙增加 15 倍，磷增加 18 倍，铁增加近 2 倍，维生素并未减少。

植物的仁或籽称为坚果，可分为两类：一类含脂肪多、蛋白质多，比如花生仁、核桃仁、杏仁、榛子仁、葵花子、松子等。所含脂肪为不饱和脂肪酸，并含卵磷脂、亚油酸，对高血脂症和高胆固醇症有预防作用。另一类含碳水化合物多，含脂肪极少，比如栗子、莲子、菱角等，为提供人体热量的辅助食品。老年人适当吃些干果、坚果有利于身体健康。

中老年人补补多酚

世界卫生组织一项调查发现，法国人大量食用奶酪、奶油、黄油，然而冠心病的发病率和死亡率却很低，只有英国和美国的25％和50％。专家发现其中的奥秘竟然是法国人爱饮葡萄酒！葡萄酒中的多酚类物质，对中老年人保护心脑血管、预防疾病大有益处。

葡多酚防冠心病　蓝莓、樱桃、红茶、绿茶、柠檬等含有葡多酚。其中，葡萄含量最高，主要集中在葡萄皮中。将成熟的鲜葡萄用食用小苏打水（浓度为4％）浸泡3秒钟，然后立即放到清水里冲洗干净，并在阳光下晒干即可，每天吃40粒葡萄干。

茶多酚防血栓　茶多酚能促进脂类及胆汁酸排出体外，从而有效防止血栓形成。茶叶普遍含茶多酚，而绿茶含量最多。将绿茶碾成粉末，加入菜中食用，有助于全部吸收，每天6克，连食1个月。

洋葱多酚防脑缺血　洋葱多酚是一种花青素（紫皮洋葱含量最高），可抑制脑动脉粥样硬化，从而防脑血管狭窄。将洋葱150克切片，放到微波炉里加热2～3分钟，用35毫升醋浸泡

15 小时后，食洋葱喝醋。每天早晨 1 次，分 3 天食完，连食 30 天以上。

高粱多酚防动脉硬化 高粱多酚可防止粥样斑块形成，有软化动脉的作用。将 70 克高粱面和 150 克面粉加水揉成面团，加入 6 克酵母，发酵至两倍大时蒸熟食用。每日早餐食用 100 克。

青橄榄多酚防脑出血 青橄榄中富含一种叫作绿原酸的多酚类物质，可增加脑血管弹性，减少脑出血发生。直接生吃青橄榄效果最好，每天上午吃一枚青橄榄，坚持 1 个月以上。

老年人饮食12字真经

利用食物的营养来防治疾病，可促进健康长寿。专家总结了老年人饮食的12字真经，即杂食、慢食、素食、淡食、稀食、断食。

杂食 指饮食品种要多，要吃得杂、吃得全面，才能使人体所需营养均衡，保障身体健康。《黄帝内经》总结出健康饮食指南："五谷为养，五果为助，五畜为益，五菜为充。"

慢食 指要吃得慢。人到老年后，胃肠功能减弱，而慢食的人，食物经过充分咀嚼，更容易消化。此外，研究表明，慢食的人更容易保持苗条。老年人吃饭最忌吃饭过快，吃得快比较容易造成"误吸"，误吸进入肺部的食物多会引起吸入性肺炎，导致发热、咳嗽，如果是大块食物尤其是汤圆、饺子、桂圆等，可能阻塞气管甚至窒息死亡。

素食　指老年人的饮食要以素食为主。但这并不意味着不能吃肉，而是要荤素搭配，吃 80% 的素食，和 20% 的荤食。

淡食　三个要求，即少盐、少油、少糖。

稀食　指老年人的饮食要以吃粥为主。俗话说：老人吃粥，多寿多福。一来吃稀粥老年人比较容易消化，不容易引起"误吸"的问题，也不容易引起消化道疾病。另一方面，粥比较容易搭配山药、枸杞等食材，营养比较容易释放在粥里。

断食　所谓断食就是一段时间内不吃食物，让整个身体系统得到一个休息和重获力量的机会，同时，附着于体内所有器官和组织的废物也可以利用这段"间歇"进行分解和排除的工作。专家建议，老年人可以循序渐进进行，先是晚餐减少一半的进食量，慢慢地减成不吃。或者每个周末安排一天不吃肉或者完全吃素或只吃水果。

老年人该常吃的食品

海带：含有丰富的褐藻胶、蛋白质、脯氨酸、维生素 C、维生素 B_2、胡萝卜素、碘、钾、铁、钙、钴等营养成分。常食海带可预防动脉硬化、降低血脂、通便，并使机体强壮有力，是高血压、高脂血症、冠心病、肿瘤、甲状腺病、水肿等患者的康复保健食品。

绿茶：绿茶具有防癌、保护心血管系统、促进并保持健康的血糖水平、延缓大脑老化等作用。上海癌症研究所的研究发现，不抽烟但经常饮绿茶者食道癌的发病率比其他人要低得多。除食道癌外，最近几年的研究表明绿茶能有效地预防膀胱癌、结肠癌、胰腺癌、直肠癌以及胃癌等。

蜂蜜：蜂蜜是老年人的保健防病佳品。对患有高血压性心脏病或动脉硬化性心脏病的老年人来说，常饮蜂蜜可起保持血管弹性和降压通便作用。患有慢性肝病及肝功能不良的老人，常吃蜂蜜能改善肝脏功能。

冬季老人穿鞋有讲究

俗话说："寒从脚下起。"在寒冷季节，如果双脚过冷，就会使脚部血管收缩造成全身不舒服。当脚尖温度下降到2℃左右时，还会产生剧烈的冷痛感。因此，老人在穿鞋时应特别注意保暖。

冬季鞋子过大，会造成脚与鞋之间"漏风"。使脚上发出的热量大量散失，鞋子的保暖就肯定不好。但是如果鞋子过小，脚把鞋子塞得紧紧的，这样不仅造成脚和鞋之间的空隙大大减少，而且还会把袜子和鞋子的絮棉、绒毛等弹性纤维挤压结实，结果使鞋中静止空气的储量成倍下降。而空气是一种极好的偏热保暖体，比任何一种纤维的保暖都要好，所以在冬季穿鞋切忌过紧。冬季穿过紧的鞋，还会让脚上的皮肤血管受到重压后，使血液的正常循环受影响，而形成瘀血和增多脚汗，并严重降低脚部的抗冷能力。

冬季的雨雪天气多，老年人最容易摔倒。为了安全，老人们穿用的鞋子大抵都没有后跟，其实这种做法也不妥。我们知道，老年人由于足的肌肉与韧带退行性变，足弓弹性丧失，负重能力大大下降，肥胖者往往形成平足。如果穿平底鞋，虽然轻便，但不利于负重和行走，特别是抗震荡的能力降低，容易引起腰痛。再说，无跟的鞋，定向转动性最大，所以容易引起足部的各种损伤和劳损。为此，老年人也应穿有后跟的鞋，一般跟高 1.5～2 厘米左右为宜。这样，既可限制过度的定向转动，增强稳定性，防止摔跤，又有利于维持老年人的足弓。

老人少穿松紧带裤子

许多中老年人都喜欢穿松紧带的裤子，认为这样穿脱起来比较简便。有的中老年人，为了防止皮筋过早松懈，还会专门选用一些弹性较强的松紧带。

但上海静安老年医院康复科主任王凯说："松紧带过紧，并不利于身体健康。"

首先，松紧带勒得过紧，容易使腹部血压增高，导致静脉血回流差，供血不畅。其次，过紧的松紧带，会勒到两侧的肾脏，使肾脏压力增大，阻碍肾内血液循环，严重的还可能导致肾功能受损或肾萎缩。如果老年人患有糖尿病，松紧带过紧，还会影响血糖的正常浓度。

"对于一些较瘦的人来说，松紧带更不能过紧。"王凯说，较瘦的人，皮下组织薄，如果松紧带太紧，容易磨损皮肤。此外，吃饭时，最好也不要穿松紧带较紧的裤子，否则会影响胃肠道的正常蠕动，导致消化不良。

王凯最后提醒，如果老年人一定要穿松紧带的裤子，那就挑选弹性适度、穿上去身体觉得很舒服、腹部没有压迫感的。而且，裤腰不要提得太高或太低，太高对胃不好，太低对腹部不好，一般系在肚脐处为宜。

老人在家穿有跟拖鞋

拖鞋宽松，鞋底一般都比脚掌长，老人穿起来，很难像绑在脚上的鞋子那么牢靠和跟脚。此外，拖鞋多是平底、平跟，故而穿拖鞋时，脚掌必须紧紧用力贴住鞋底，才能正常走路。而且，平底鞋让脚部的压力增大后，会影响血液循环，或使足部因神经紧张产生疲劳感。如出现长期的压迫和摩擦，还容易造成皮肤破损，特别是一些患有糖尿病的人，在皮肤破损后很难愈合。

为分散足底的压力，最好选择那种后跟在2～3厘米的拖鞋，或者干脆就穿有点跟的布鞋，因为垫起的鞋跟能减轻足弓压力，起到一定保护作用。

老年人在选择拖鞋时，不宜太宽松，也不宜太紧。长度以刚刚塞满足部为好，不要太长。而鞋底材质也要考虑，塑胶的鞋底与地面摩擦力小，容易滑倒，所以最好选择布底的。需要注意的是，一些身体肥胖或患有高血压的老人，最好选择一双合脚的布鞋。

老人冬天最好"对症"穿衣

心脑血管不好，别穿太紧 一些紧身的保暖内衣或领口过紧的毛衣会压迫颈动脉，引发血压下降和心跳减弱。患有心脑血管疾病和糖尿病的老人如果穿这样的衣服，可能导致头晕、恶心，甚至晕倒、休克。出门时尽量戴顶轻薄、透气的帽子，保护头部血管。

肾功能差，枕边放件外套 肾功能差的老人，晚上睡觉前要少喝水、少吃水分多的水果。肾功能差的老人上厕所频率高，枕边可备一件厚点的外套，方便起夜时披上。

肺气虚，穿件小背心 有肺气肿、脾胃虚寒的老人，不妨贴身穿一件棉质或羽绒的背心，可保护后背和腹部，避免肺部受到寒气侵袭。

下肢静脉曲张，袜口宜松弛 有下肢血液循环障碍或是静脉曲张等问题的老人，尤其要注意脚部的保暖。穿袜子时袜口不能过紧，以免影响血液流通。晚上睡觉时也可以穿一双袜子，温暖脚部。

助听器的保养

助听器主要由传声器、放大器、耳机、电源等部分组成，是一种精密的电子设备。要想让它更好地为您服务，您应该掌握一些保养知识。

首先，助听器不能沾水受潮，否则电子元件将受到腐蚀。因此，洗头、洗脸和洗澡时一定要把助听器摘下来；每天摘戴时也应该先把手擦干，摘下的助听器要放在干燥的小盒里。如果助听器里进水了，最好立刻取出电池并送厂家检修。第二，为了避免化学药剂腐蚀助听器，在染发、烫发和使用发胶时都应把它摘下。第三，最好每天用干燥的软布和小刷子清洁助听器，以防耳垢堵塞和污染它的传声器及耳机。第四，要防止摔、碰助听器，不用的时候要把它放在垫有软布的小盒里，搁在孩子够不着的地方。如果长期不用，应该把电池取出来，这样可以延长它的使用寿命。定期送回厂家检测也是保养助听器的重要手段之一。

选手杖长短很重要

手杖太长或太短都会使支撑点不自然：高了，会使身体向上倾，容易导致老人脚底踩不实；低了，则必须弯腰前屈，走起路来不舒服。手杖最恰当的高度，应该是人立正站立、两手自然下垂时，手杖从平地到达手腕部皮肤横纹之间的高度。

手杖的材质和重量也很重要。手杖重了使用起来会很费力，轻了扶起来又有飘忽感，会感觉不够踏实。所以建议选那种拿在手里有沉稳感的，比如实心木头。

手杖的把手不能太滑，底部一定要有底垫防滑。一般情况下，如果老人身体状况不是太差，选单脚的手杖即可，但如果老人平衡能力较差，或有中风史、关节炎或腿部受过伤支撑力差等情况，最好选择多脚的，以增强对身体的支撑力。

此外，老年人还要经常检查手杖的底垫是否松脱，或被磨平，以防发生意外。

配老花镜莫以年龄为标准

一般人在 40～45 岁以后，阅读或做其他近距离工作时看不清，而且逐年加重，这就是老花眼。

老花眼的治疗有两种方法，一是配老花镜，一是手术。老花镜是一种双凸透镜，可以补充眼睛调节力的不足。配镜前首先要验光，不能随便买一副就戴上。先确定有无近视、远视和散光，然后按年龄和老视的程度增减屈光度。原来有近视的就用近视的度数减去正常年龄的老花度数，比如：原有 200 度的近视，现在年龄 45 岁（正常年龄的老花度数为 100 度），实际上只用戴 100

度的近视镜片就可以看清近处物体了。原来有远视的则应将远视的度数加上正常年龄的老花度数，比如：同样是 45 岁，而原有 200 度远视，则实际上应戴 300 度的老花镜。如果有散光，那么配老花镜时需要把散光度数融合在老花镜里。

别对助听器误会太深

老年性耳聋是渐进性感音神经性耳聋，是不可逆的，因此治疗上以听觉辅助设备为主。可是由于许多老人对助听器的"误会"太深，验配助听器和使用人工耳蜗的老人仍属少数。

误会 1：我的听力还行，现在不需要佩戴。很多老人认为自己的听力还可以，不愿意接受助听器的帮助。一般来说，听力损失在 40db 左右的患者都应佩戴助听器。

误会 2：戴了助听器会有依赖性，听力下降更快。有研究显示，老年性耳聋的言语识别能力差可能与中枢系统功能障碍及患者的认知能力有关，早期佩戴助听器可以保护患者的中枢神经言语识别功能。

误会 3：等听力下降了，又要重配太花钱。助听器有调节功能，随着听力的下降，可以在助听器上进行相应的调节即可。一对助听器如果保护得当，可以使用好多年。

误会 4：亲戚有个闲置的助听器，我可以拿来戴。听力下降分为不同的类型，有高频下降型，即听不到高频的声音；也有低频下降型，即听不清低频的声音等。所以说，听力下降的患者配助听器前，要先到医院进行听力检测，再进行助听器的验配。

误会5：双耳均有听力损失只戴一个助听器即可。实验证明，双耳配戴助听器可以明显地提高言语识别率，比单耳更有方向感，还可以增加声音的立体感，使声音清晰而饱满。

老人最好用儿童牙刷

老年人上了年纪，身体的各种机能都会逐渐退化，牙齿也会变得特别脆弱，常表现为牙龈萎缩及牙齿松动等。中国第三次口腔健康流行病学调查数据显示：我国65~74岁老人的龋患率高达98.4%，牙周疾病患病率在90%以上。牙齿问题虽然不是大事，但却会影响老人的消化咀嚼功能，导致胃肠不适等问题，从而间接影响老人的身体健康。

因此，首都医科大学附属北京朝阳医院副院长沈雁英教授提醒：老年人要特别注意刷牙的方法；老年人最好换用儿童牙刷。

儿童牙刷刷头小，长度短，可以在口腔内灵活转动，刷到所有的牙齿表面。儿童牙刷的刷毛经过磨圆，比较柔软，不刺激牙龈，不会损伤牙齿，细刷毛还可以随意进出牙齿的间隙，起到较好地清洁牙齿的作用。儿童牙刷专门的防滑手柄，也易于老人抓握，更好地刷牙。

沈雁英教授提醒，50岁以上的中老年人大多习惯横向刷牙，实际上这是一种不科学的刷牙方法，很容易捐伤牙齿表面和牙龈，造成牙龈萎缩。正确的方式应该是上牙由上向下刷，下牙由下向上刷，里外都刷到，咀嚼面来回刷。这样不仅能把牙缝刷干净，还能起到按摩牙龈的作用。

他表示，老年人只要保持良好的护齿习惯，"老掉牙"的情况就可以避免或减轻。因此，老人要有意识地选择含氟牙膏，老人牙齿缺失后，要及时修补，加强体育锻炼，保持乐观情绪。这些都有利于增强老年人的口腔健康，从而增强身体健康。

老人腰不好多坐太师椅

太师椅是庞大的椅子家族中唯一用官衔来命名的，方正的坐面、圆弧形的扶手，秉承了"天圆地方"的理念。相对来说，太师椅是最适合人体力学工程原理的，比较适合老人，尤其是有腰背部酸痛不适的人。这是因为太师椅的椅背有个向前的弧度，正好跟人的脊椎生理曲度相吻合，但老年朋友在坐的时候，尾骨要注意贴紧太师椅的椅背，避免后腰部架空，保持腰背挺直，这样才能对脊柱起到一个很好的支撑作用。

老年人由于肌肉韧带和力量出现退化，没有足够的力气去改变自身的姿势，因此椅子的高度不能过低，避免老人在站起来时感觉吃力，对老人来说，最适宜的高度是在老人坐下时，双脚正好可以平放在地上，身体稍微后仰。

如果老人所坐的椅子过高，可在脚下垫一个小凳子；椅子过低则可以垫上一个偏硬的厚垫子，来调整高度；椅子深度太大时，要在腰后面加上一个软垫子，可以让老人坐起来更舒服。

妇幼健康

您孩子的居住环境健康吗

　　环境因素对儿童健康的影响究竟有多大？清华大学、重庆大学等 10 所高校发起了中国儿童家庭环境与儿童健康调研。研究报告，分别从不同城市不同疾病和暴露方面进行了调查和研究。

　　发霉潮湿是南方发病的显著风险　调研发现，我国南方地区气候比较湿润，建筑物内容易出现潮湿和霉菌的问题。室内的潮湿环境是儿童肺炎、哮喘和其他过敏性疾病的显著风险因素。

　　装修或添新家具导致过敏和哮喘　乌鲁木齐等地的调研显示，室内装修装饰材料散发出的挥发性有机化学物可能导致儿童过敏性疾病和肺炎。装修中使用水泥、瓷砖或石头作为地板或墙面材料的家庭环境，比使用木质、PVC、地毯、墙纸、油漆等材料的环境更有利于防止儿童过敏性鼻炎的发生。

　　大气污染是导致鼻炎的重要原因　在长沙市进行的调研表明：3 ~ 6 岁儿童确诊鼻炎发病率为 8.4%，6 岁儿童的发病率明显高于 3 岁儿童。长期暴露于高浓度大气污染可能是导致鼻炎的重要原因。

　　纯母乳喂养有明显预防疾病作用　北京市 3 ~ 6 岁儿童哮喘和过敏性疾病患病率呈上升态势，且近 3 年增幅较大，纯母乳喂养 6 个月以上对于预防儿童的此类疾病具有明显的保护作用，特别是对有家庭过敏史的儿童。

饲养宠物推高过敏性疾病发病率　此次在上海市进行的调研显示，居民主要饲养的宠物是狗、猫和鱼类。上海市 4 ~ 6 岁儿童的哮喘和其他过敏性疾病的发病率均高于 10%。

住宅紧邻公路影响家庭成员健康　在重庆地区进行的调查发现，住宅靠近交通干线或高速公路的居民更易出现头痛、疲劳、感觉头重、注意力难以集中、眼鼻喉咙刺痛、咳嗽、皮肤瘙痒等病态建筑综合征症状。机动车辆运行增加了 NO_2 及 PM2.5 的排放，对附近居民的健康状况影响显著。

如何保护孩子　专家建议，首先是常常进行室内卫生清洁，尽量保持空气流通、室内干燥，高通风量可以降低儿童患呼吸道感染疾病的风险，如在卫生间安装排气扇等；经常晾晒床品，保持被褥的干燥，减少潜在过敏原。其次，在母亲怀孕前一段时期到儿童早期，应考虑避免新装修及购置新家具等，减少现代装修的污染。还有就是在孩子 6 个月以内尽量母乳喂养，避免父母抽烟对孩子的危害。尽量减少饲养宠物、室内熏香等潜在的儿童疾病诱发因素。

看食指辨小儿食积轻重

小儿出现感冒、发烧、腹泻等症状，很多都与进食不节导致的食积有很大关系。食积的时候容易生内热，导致小儿腹胀、不消化，晚上睡觉时翻来覆去，这时候就容易受凉而引起感冒、发烧等。另外，孩子经常食积，脾胃功能就会变差，也易引起腹泻。

早期发现小儿食积非常重要，可以有针对性地采取一些方法将其消除。小儿食积时一般会出现肚子胀、肛门红、口臭、舌尖红等症状，但有这些症状也不能肯定就是食积。其实，有个简单的方法可以早期发现小儿食积，即观察小儿食指外侧（即靠近大拇指一侧）皮肤的颜色。如果食指外侧发紫，说明小儿出现食积了。中医学认为，小儿食指外侧有风关、气关、命关三个穴位。风关位于手掌侧面前沿、靠大拇指边，食指第一节，即掌指横纹至第二节横纹之间；气关位于食指第二节外侧，命关位于食指第三指节外侧。如果风关发紫，说明食积较轻；若向气关、命关发展，病情则越来越重。

如果发现小儿食积，家长可以把食指、中指、无名指三个指头并在一起，放在小儿的肚脐上，每天早晚顺时针方向揉100次。此外，还可给孩子捏捏脊。如果出现腹泻、感冒、发烧等症状，建议及时到医院就诊。

婴幼儿饮食加盐不宜太早

台湾发生一起3个月大女婴猝死案，后证实是伯母多次在奶粉中加盐，导致婴儿因高血钠症死亡。专家表示，虽然此案只是个例，但事实上，在奶粉使用及婴幼儿辅食添加过程中，很多家长都存在误区，其中一些错误的做法危害极大。

人体对盐的需求量有限。6个月以前，宝宝的消化、肾脏功能不健全，过多摄入盐会加重肾脏负担。

根据中国营养学会推荐，6个月内，婴幼儿的钠摄入在200毫克左右，换算成食盐为0.5克。母乳或配方奶粉以及婴幼儿自身代谢的储存，就能提供生长所需的足量钠，不用额外添加。到了一岁以后，孩子的饭菜中可以适当地加点盐，但添加的总量需要严格控制，一天不能超过1克。此外，家长还要少往孩子饭菜添加味精、鸡精，因为这些产品里也含有大量的钠。

对于一岁内的婴儿来说，钠离子的来源主要是母乳和配方奶，从这些食物中摄取的钠离子通常已经能满足婴幼儿身体所需。但是，很多家长常常担心孩子营养不够，而会在规定的水量里添加过多的奶粉，这就会导致孩子摄入钠离子过多。奶粉冲调过浓的危害，其实等同于在奶粉中加盐。

奶粉喂养的宝宝，必须补充足够的水分。奶粉过浓，会使宝宝食欲减退，不愿意喝水，随之尿量和次数也会减少，间接增加了宝宝肾脏负担。过浓的奶粉也意味着宝宝摄入过量的蛋白质，蛋白质分解代谢所产生的非蛋白氮物质就会在血浆内潴留，从而导致氮质血症，严重威胁宝宝的生命安全。

大部分孩子从4到6个月大起开始添加辅食，总有一些家长担心饭菜没味，孩子吃得不香，因此习惯给孩子的食物中加盐。专家提醒，孩子饮食加盐不宜太早，最好一岁后再加盐。

家长在喂养宝宝时一定要注意，不要将大人的饭菜给宝宝品尝。要让孩子吃得香，关键不在于放调味品，而要掌握食物制作技巧和营养知识。多采用蒸、煮、炖、煨，不宜采用油炸等方式。口味以清淡为好，不用或少用调味品。

低龄儿童宜选手动牙刷

电动牙刷方便、力度足够、能吸引一部分儿童刷牙的兴趣，但它的缺点在于要顾及功能等发挥，所以设计上难免存在缺憾，如刷头普遍较大，这样入口后牙刷横截面太大，有的牙齿表面或者缝隙可能刷不到；其次，电动牙刷的刷毛比较硬，可能损伤儿童的牙齿、牙龈。儿童牙齿质地本身就较软，如果是手动牙刷一般建议买刷毛稍柔软的牙刷，既可减小损伤又可增进按摩。而电动牙刷的可选余地就比较小。

专家建议，如果使用电动牙刷，最好等儿童年龄稍长后再买，而学龄前孩子仍可优先选用手动牙刷。

别给孩子喝高钙奶

目前补钙观念已经深入人心，一些家长为了能为孩子补足钙，干脆就给孩子喝高钙奶。其实，这样做适得其反。

婴幼儿所需钙的最主要、最好的来源是奶。一般来说，如果采用母乳喂养，在乳母没有严重缺钙的情况下，婴儿通过母乳就已经可以得到比较充足的钙源。婴儿添加辅食以后，这时母乳中的钙含量尽管已经开始降低，但是，添加的辅食也可以补充一部分钙源。

对于人工喂养的孩子，普通牛奶及配方奶粉中含有的钙是母乳中的 2 ~ 4 倍，虽然由于其中的磷较高，导致钙磷沉积较高，外加其中含有较多的酪蛋白，会导致钙的吸收率相对较低，但是如果没有其他消化道的问题，孩子获得的钙源也应该是充足的。市面上的高钙奶相对于普通牛奶，它们添加了乳钙、维生素 D、维生素 A，确实可起到补充钙的目的，但这是相对于成年人而言的。对孩子来讲，情况有所不同：

1. 婴幼儿的消化系统尚不完善，当摄入的钙超过推荐量时，它可以和奶制品中的磷、酪蛋白结合，形成被称为"钙皂"的硬块，大量形成这样的硬块就会使孩子大便干燥甚至便秘。

2. 高钙奶中的沉积较高，这种现象会导致孩子的吸收率降低。大量不能被吸收的钙从肾脏排出，对孩子娇嫩的肾脏来说也是不小的负担。

3. 钙和锌的吸收是呈竞争性的。也就是说当钙太多时，会导致锌的吸收减少，锌的不足会导致小儿味觉减退、食欲下降、蛋白质合成不足，甚至还可能导致婴幼儿生长发育障碍。

4. 中国孩子普遍存在缺铁的情况。据动物实验，在铁摄入不足的情况下，高钙会大大抑制铁的吸收，这会让孩子缺铁的现象更为严重。

总而言之，普通乳制品就可以满足婴幼儿对钙的需求，如果你的孩子每天能摄入足够的奶制品，再辅以适量的维生素 D 及足够的户外活动，孩子一定可以健康成长。至于家里那些高钙奶，还是留给您自己吧。

儿童防蚊最好用蚊帐

"每到夏天，都会有很多过敏和咳喘患儿前来就诊，问及原因，很多都是由于夜间使用蚊香驱蚊引发的。因此，给孩子防蚊最好不要使用蚊香，用蚊帐就足够了。"专家建议。蚊香成分比较复杂，即便是电蚊香，在燃烧时也会形成烟雾微粒，当卧室空间较小，烟雾微粒浓度较大时，很容易造成咳嗽、胸闷反应，甚至诱发哮喘。

另外，有些香味浓郁的植物也常被当作驱蚊工具，但是，最好不要在儿童房内摆放驱蚊植物，因为植物在驱蚊的同时，花朵里的花粉也容易诱发过敏或哮喘。

当然，除了蚊帐，现在也有不少物理性的驱蚊产品，对孩子来说健康又安全。例如电蚊拍，它是通过电子线路升压，一旦接触到蚊虫，便能将蚊虫直接击毙。而灭蚊灯则是利用蚊子的趋光性，将蚊子吸引过来，使其触电身亡。驱蚊花露水则像一顶无形的"蚊帐"，只要涂抹在身体裸露部位，每次时效可达 5 小时。除了驱蚊功效外，有些花露水中还含有中草药成分，有清凉、去痱、避暑等功能，尤其适合儿童使用。

73

另外，由于蚊子爱在水中产卵，养有观赏鱼的家庭，可以同时养一些食蚊鱼，通过吞食鱼缸内蚊子幼体孑孓，达到灭蚊效果。

为孩子选把"后仰椅"

多数孩子的驼背是因为学习时坐得不舒服导致的，椅子太低，只能伸着脖子，椅子太高，则要弯着腰。只有身体、桌子、椅子，三者搭配合理，孩子的腰板才能笔直。

通常来说，小学生桌椅的规格一般是桌子高 63 厘米，而椅子就要选到 32 厘米的，这样更适合孩子身材的比例，对于大多数小学生来说，这样高度的椅子坐上去更舒服。在孩子上初中后，椅子和桌子都要相对提高 5 ～ 10 厘米。

椅子的靠背也很重要，椅子的靠背最好符合孩子的脊柱生理曲线，上端有一点点后仰的。摇晃的软背椅子增加了孩子腰部受损的危险，直直的椅背则会让孩子感觉很不舒服，从而向前佝偻。和生理曲线相吻合就好了很多，孩子在看电脑屏幕或者看书的时候，只要靠着椅背，就一定会抬头挺胸。

椅子的扶手也很重要，椅子的扶手一定要固定，手臂支撑在上面的时候弯曲度略大于 90 度，这样能让坐姿更加完善。

鸽蛋鸡蛋鹌鹑蛋　小宝宝吃哪种好

营养成分表中，各种蛋类营养相差不多，其中鸡蛋的氨基酸组成与人体的需要最接近，蛋白质利用率也最高。鸭蛋维生素B_1含量略高些，常被制成咸蛋或皮蛋。鹅蛋的钙、铁含量较鸡蛋高，脂肪含量亦较高。鹌鹑蛋营养全面，尤其维生素 A 和 D 的含量较高。鸽蛋的蛋白质和脂肪含量相对较低，钙含量却较高。所以，对小宝宝而言，应注意结合，比如鸡蛋和鸽蛋，一种含蛋白质高，一种含钙高，两种结合起来，就比较能达到全面营养。所以，轮换着吃更好。

孩子慎用激素药退热

孩子感冒发烧，尤其是高烧持续不退时，有些医生会选用激素药如地塞米松来强行为其退烧，许多家长却不知道此法会对孩子身体造成严重伤害：1.激素在某种程度上是一种免疫抑制，会造成小儿免疫功能降低，在感冒初期用激素不利于机体抗炎；2.激素对患儿消化道刺激很大，可引起胃液酸度增加，导致反酸、呕吐和食欲不振；3.容易引起孩子虚脱，由于激素退热作用显著，常使体温骤然下降，并伴有大量出汗，故体质虚弱的孩子较易出现周围循环衰竭；4.感冒90%以上由病毒引起，滥用激素还可激发或加重感染。使用1次激素的降温时间为4～6小时，退热后数小时仍可能再出现发热。

处理高烧急诊的正确方法是，让孩子卧床休息，摄入易消化的食物，多饮开水。在积极控制感染的基础上，遵医嘱正确选用退烧药，配合物理降温如温水擦浴等，就可在短时间内将高烧控制住。

小儿当心"清热药综合征"

"清热药综合征"是指小儿因不恰当地口服清热药引起的多脏腑一系列症候的统称，主要表现为损阳耗气和伤津耗液两大症候：损阳耗气的主要症状是：头昏、倦怠，自汗并以头部为甚，气短、嗜睡、思维能力下降、食欲不振、腹痛腹泻等，严重者可发生怕冷恶风及四肢水肿。伤津耗液的主要症状是：头晕、眼睑发红、盗汗（尤以初睡时为甚），口渴饮冷水、烦躁易怒、食欲下降。

因此，家长不应随意给孩子服用清热药，最好先由中医师诊断开方后再服用。其次，若出现"清热药综合征"，除应立即停药外，还要在医生指导下进行矫治。

儿童患癌的九大信号

2月4日是"世界癌症日"。据了解，目前，恶性肿瘤已经成为继意外死亡之后，造成儿童死亡的另一主要原因，有关专家建议，预防癌症要从儿童抓起。

小孩不舒服，父母多数认为不是伤风感冒就是吃错东西，很少联想到孩子也有可能被致命的癌症缠上。其实，即使是初生婴儿，也可能患上癌症，父母必须时常留意。

以下是儿童患癌的9种征兆：

1. 肝脾肿大。

2. 小儿皮肤表面有不明原因的肿块且有增大的倾向。

3. 婴幼儿的眼球对光线产生不正常反射光（如猫眼）。

4. 不明原因的疼痛，如关节酸痛、腹痛、头痛等。

5. 神经系统症状，如无故的呕吐、走路不稳、头痛等。

6. 不明原因的发烧且持续两周以上。

7. 小儿无故脸色苍白，伴随倦怠、食欲不振等。

8. 皮肤表面时常无故出现淤斑或紫红色出血小点，或有黏膜出血（如鼻血、牙龈出血等）。

9. 不明原因之全身性或局部性淋巴结肿大（如颈部、腋下、腹股沟淋巴结肿）且无压痛感。

小孩发烧常见的原因是感冒，但是血癌和神经母细胞瘤也是以"不明原因的发烧"为首发症状的,所以,如果孩子"无缘无故"发烧一两个月,或体温忽高忽低,就得非常小心。

小孩闹肚子痛,或是肚子胀得鼓鼓的,这是常见的现象之一。父母能够做的,就是在为孩子洗澡或换衣服时,多观察孩子的肚子,用手按按,看看是否有异常的肿块。

儿童腰痛可能是脊柱病变

在日常生活中,孩子一般很少发生腰背痛,一旦孩子在没有外伤的情况下诉说腰背痛,很可能是脊椎有了隐性的器质性病变。

脊柱结核 其发病率占全身骨关节结核的第一位,多发生于2～5岁的儿童。脊柱结核患儿早期表现为消瘦、午后潮热、盗汗等,病变累及脊椎时,患儿即感腰背部疼痛,病情被贻误还可造成患儿瘫痪。

脊柱畸形 这是儿童腰背痛常见原因之一。儿童不正确的坐、卧、行姿势,都可能导致脊柱畸形的发生。如果脊柱畸形已发展到严重期,应及时施行矫形手术治疗,以防过度脊柱畸形所引起的呼吸、循环及神经功能损害。

脊柱肿瘤 其实,小儿的脊柱肿瘤并不少见。例如,动脉瘤样骨囊肿、骨巨细胞瘤、骨纤维异常增殖症等,就常常发生于小儿的脊柱,这些疾病均可产生不同程度的腰背痛。

冠心病一般不光顾年轻女性

一些年轻女性由于常规查体时被告知心电图有问题(如 ST 段或 T 波的改变),而怀疑自己患有冠心病。

事实上,年轻女性心电图 ST 段及 T 波 (ST-T) 的改变并不一定是心肌缺血的表现。女性交感神经张力增加和月经期及排卵前期雌激素水平的变化,也可引起心电图的异常改变。

女性冠心病的高危因素,包括明确的心绞痛症状、家族中有早发冠心病患者(在 65 岁之前患冠心病)、高血脂、提前绝经而又没有补充雌激素、吸烟、高血压、糖尿病、外周血管疾病、脑血管疾病、其他因素(如口服避孕药物)等。

女性发生冠心病的平均年龄比男性晚 10 年左右。绝经前女性冠心病发病率显著低于男性,但绝经后女性冠心病的发病率明显增加,与男性发病率相近。这可能是由于雌激素对女性心血管有保护作用的结果。绝经前女性如果没有冠心病高危因素,患冠心病的可能性非常小。

一些学者认为,患糖尿病的女性可能丧失雌激素对心血管的保护作用,因此其冠心病的发病率与男性相近。同时,有些糖尿病患者由于神经末梢受损害,心绞痛或心肌梗死发生时胸痛的感受不敏感,可能发生无痛性心肌缺血或心肌坏死。这些患者应定期复查心电图。

产后喝红糖水最多十天

新妈妈产后一般都会喝很多红糖水，以为这样能促进身体快速恢复。其实喝红糖水并非多多益善。专家表示，产后最初几天，多喝红糖水对新妈妈是有好处的。因为，红糖味甘性温，有暖经作用，可以活血祛瘀。产妇喝红糖水能散寒止痛、健脾暖胃，有利于子宫收缩复原，排出产后宫腔瘀血。红糖含有大量的铁、钙、锰、锌等微量元素，对于新妈妈恢复体力也很有帮助。

但红糖水如果喝太久又对新妈妈很不利。由于现在的产妇多为初产，子宫收缩功能大多比较好，宫腔瘀血的颜色和量一般都比较正常，如果红糖水喝得过久，反而会使瘀血排出增多，导致慢性失血性贫血，且影响子宫恢复。因此，红糖水不宜长期喝。产后血虚状况好转后就可以停喝，一般时间为 7 ~ 10 天。体寒的人天冷时可以适当多喝几天。舌红、苔薄、苔黄、舌苔厚腻、体热的人不宜多喝红糖水。此外，还可以用红糖水煮鸡蛋，或者和桂圆一起吃，效果更好。

给穿靴女士提个醒

时髦女士拥有好几双靴子的大有人在，不过靴子是不适合天天穿的，因为靴子的鞋帮一般较长，如果皮质不好且较硬的话，稍不留神，容易绊倒，很容易出现踝关节扭伤。严重的话，还可能会发生骨折。而且很多好看的靴子脚踝部位都比较紧，但是这种设计容易造成脚部血液循环障碍，容易造成脚的肿胀和冻伤。

骨科专家支招：买靴子一定要皮质较软的、脚踝部位别太紧的、距膝盖5厘米以下的，但如果穿裙子，靴子则不宜过短，裙子一定要超过靴口，才有足够的保暖作用。孕期妇女不要穿高帮鞋和太紧的袜子，这样才能尽量减轻浮肿。专家建议大家冬季应选择保暖性能好的棉靴。

家长动手配制小零食

1.用烤土豆片代替油炸土豆片，吃法是在烤土豆片中间夹上鱼肉松。要知道，50克的烤土豆片，比同样多的油炸土豆片热量低也更有营养。

2.准备磨牙食品：给宝贝煮半只玉米、半个削了皮的苹果去啃，或以几粒花生、两小块牛肉干磨牙，让宝宝的小牙越嚼越坚硬。

3. 和孩子一起动手做水果布丁酸奶，将橘子、柚子、猕猴桃、新鲜大枣等各种适时水果去皮去核，切成小块加入酸奶中，因为亲自参与，孩子会吃得特别香。

4. 自制"海鲜三明治"：把洗净的虾皮和芝麻酱拌在一起，将一片全麦或玉米面包对折，中间抹上"海鲜酱"就成了。

5. 含钙的饼干涂奶酪、一小碗酸奶拌麦片和香蕉可以作为下午的加餐。

6. 水果拼盘：美国科学家发现水果和蔬菜能促进女孩的骨骼发育，可以每晚吃一个水果拼盘，一次最少三种应季的新鲜水果。

女性应常吃润肤餐

枸杞酒酿蛋　给你好脸色

枸杞酒酿蛋用的是鹌鹑蛋。这是因为鹌鹑蛋中含有丰富的蛋白质、B 族维生素和维生素 A、E 等，与酒酿一起煮，它还会产生有利于女性皮肤的酶类与活性物质。每天一碗，让你的皮肤细嫩有光泽。

煲枸杞酒酿蛋时，先将 200 克酒酿煮开，然后依次加入 5 克枸杞、适量冰糖和 50 克搅拌均匀的鹌鹑蛋蛋液，最后大火煮开即可。

木瓜红枣莲子蜜　补血养颜

木瓜的维生素 A 含量极其丰富。中医认为，木瓜味甘、性平、能消食健胃、美肤养颜、滋补催乳。红枣是调节内分泌、补血养颜的传统食品，如果红枣配上莲子食用，又增加了调经益气、滋补身体的作用。

干燥的秋冬季节，做一道热乎乎的木瓜红枣莲子蜜，不但暖身暖心，还能帮助皮肤抵御干燥的气候。准备好木瓜、红枣、莲子、蜂蜜、冰糖。首先，将红枣、莲子加适量冰糖，煮熟待用。然后将木瓜剖开去子，把红枣、莲子、蜂蜜放到木瓜里面，上笼蒸透后即可食用。

双豆鸡翅汤　增加皮肤弹性

黄豆和青豆不仅富含蛋白质、卵磷脂，还含有植物雌激素，这种异黄酮类物质能有效提高体内雌激素的水平，从而让女性更加青春美感。鸡翅中含有大量胶原蛋白，而且蛋白质含量要高于猪蹄，它与黄豆、青豆同食，对增加皮肤弹性、滋润皮肤十分有益。

制作材料需要：黄豆、青豆、鸡翅、盐、味精、料酒、高汤。首先，将黄豆、青豆、鸡翅等原料放入砂锅，加入适量高汤，用小火炖熟，最后用盐、味精、料酒调味后，便可食用了。

山药青笋炒鸡肝　改善皮肤色泽

山药具有健脾益肾、补精益气的作用。鸡肝富含铁、锌、铜、维生素 A 和 B 族维生素等，不仅有利于雌激素的合成，还是补血的首选食品。青笋则是富含膳食纤维的美容蔬菜。三者合用，具有调养气血、改善皮肤的滋润感和色泽的作用。

准备山药、青笋、鸡肝、盐、味精、高汤、淀粉。首先将山药、青笋去皮洗净，切成条。鸡肝用清水洗净，切成片。再将山药、青笋、鸡肝等原料分别用沸水焯一下。最后，在锅内放入一些食用油，加适量的高汤，调味后放入全部原料，翻炒数下，勾芡后即可食用。

女性肌肤"喜爱"的食物

西蓝花增强皮肤抗损伤能力　西蓝花中含有丰富的维生素 A、维生素 C 和胡萝卜素，能增强皮肤的抗损伤能力，还有助于保持皮肤弹性。

胡萝卜保持皮肤润泽细嫩　含有大量胡萝卜素，有助于维持皮肤细胞组织正常机能、减少皮肤皱纹、刺激皮肤的新陈代谢、保持皮肤润泽细嫩。

牛奶增强皮肤张力　牛奶是皮肤在晚上最喜爱的食物。它能改善皮肤细胞活性，有延缓皮肤衰老、增强皮肤张力、消除小皱纹等功效。

大豆防止色素沉着于皮肤　大豆中含有丰富的维生素 E，不仅能够破坏自由基的化学活性，从而抑制皮肤衰老，更能防止色素沉着于皮肤。

猕猴桃消除雀斑等斑点　猕猴桃富含维生素 E，可干扰黑色素生成，预防色素沉着、保持皮肤白皙，并有助于消除皮肤上已有的雀斑等斑点。

西红柿展平皮肤新皱纹　含有的番茄红素有助于展平新皱纹，使皮肤细嫩光滑。一项实验发现，常吃西红柿，还不易出现黑眼圈，且不易被晒伤。

蜂蜜保持皮肤红润有光泽　蜂蜜含有大量易被人体吸收的氨基酸、维生素及糖类，营养全面而丰富，常食可使皮肤红润细嫩，有光泽。

三文鱼防止皱纹产生　三文鱼中的 Omega — 3 脂肪酸能消除损伤皮肤胶原及皮肤保湿因子的生物活性物质，防止皱纹产生，避免皮肤变得粗糙。

海带调节皮肤油脂分泌　海带是矿物质含量丰富的碱性食物，常吃能调节血液酸碱度，防止皮肤过多分泌油脂。

准妈咪姿势与安全

坐椅子　怀孕后要选择有靠背的椅子，后背稳靠在椅背上，椅背给腰背部以支撑，减轻脊柱的压力，如果还觉得不舒服，可以分一个小靠垫在腰背部，长时间坐较硬的椅子，最好加个椅垫。

睡觉左侧卧　孕妇睡姿为侧卧，最好是左侧卧，纠正子宫右旋。

起床先翻身　怀孕后起床时，首先是将身体翻向一侧，然后用肘支撑上半身的重量，再靠双手支撑坐起，伸直背部，最后将双脚放在地上站起来。

水槽上架个盆　怀孕后做些轻体力的家务是有益的，但是做家务时切忌弯腰幅度大。洗碗、洗菜、洗衣服时，如果水槽太低，拿一个大水盆架在水槽上，在水盆里洗东西。总之，应想办法在腰部的高度操作家务。

蹲下抬重物　怀孕后要避免搬抬重物，要是非抬不可，一定要记住"蹲下抬重物"。

准妈妈哪些食品尽量少吃

澳大利亚《每日电讯》刊文指出，在怀孕期间，铁、钙、叶酸是最应该受到重视的营养素。在深绿色、多叶蔬菜中，这 3 种物质的含量最高。专家建议，尽量选择全麦、黑色食物，多吃色彩鲜艳的蔬菜。比如，可以适当多吃红薯，少吃土豆；多选择菠菜而不是莴苣。而在怀孕的前 3 个月，孕妇往往感到疲倦，这时要吃瘦肉、豆制品，多喝牛奶，以确保每顿饭都有足够的蛋白质。

英国所做的调查显示，大部分孕妇对是否该吃贝类、鸡蛋、金枪鱼和花生，都一直没有搞清楚。我们在这里不妨给出一个答案。

酒：英国卫生署建议孕妇应避免饮酒。但妇产科专家表示，如果喝酒不超过 2 杯，一周不超过 2 次，问题不大，只是绝对不能喝醉。

咖啡：喝咖啡太多可能对婴儿产生不利影响。因此，英国食品标准局建议，孕妇每天喝咖啡不要超过 300 毫克，相当于 3 杯速溶咖啡。

贝类：如果怀孕了，你就应该避免吃牡蛎和其他贝类食物。

金枪鱼：大多数鱼类孕妇都可以吃，而且对胎儿有好处。但不能吃鲨鱼、旗鱼，也要限制金枪鱼的量，一周不要超过 2 个金枪鱼鱼排或 4 罐金枪鱼罐头。

花生：如果孩子的爸爸，或哥哥姐姐有某种过敏症状，比如发热或湿疹，那么新宝宝也有可能过敏，这时孕妇就该避免吃花生。

鸡蛋：孕妇不要吃生鸡蛋或者欠火候的鸡蛋，以免感染沙门氏菌。

尽量不吃：剑鱼、鲨鱼、鲭鱼等大型鱼；生的或未熟透的禽肉海鲜，比如生牡蛎、蛤和寿司；生的苜蓿芽、萝卜芽或绿豆芽；冷藏的熏制海产品；未熟透的鸡蛋。

限量少吃：金枪鱼、螃蟹、甲鱼；梨、西瓜、柚子、木瓜等寒凉水果，体质偏凉者少吃；菠萝、香蕉、柿子、荔枝等含糖量较高的；山楂。

高跟鞋、球鞋经常换着穿

北京体育大学运动医学教授、博士生导师王安利建议，女性朋友最好不时把高跟鞋和球鞋换着穿，这样不但可以保护足弓，还能锻炼小腿肌肉。

穿高跟鞋，不仅会让脚部活动受限，长此以往小腿肌肉还会因为经常处于紧张的状态，最终逐渐变短。鞋跟太高会让身体前倾，走路时所有的重心都集中在前脚掌，足弓无法自然伸展，时间久了可能发生变形。而脚趾挤在鞋尖处，局部血液循环不畅，也容易影响骨骼的健康。

相比之下，平底的球鞋可以保证我们走路时全脚掌着地，再加上鞋带能牢固地绑定脚掌，脚部骨骼和肌肉便会处于一种相对放松的状态，活动时不会受限，时间久了也不容易感到劳累。

"穿高跟鞋时，如果腿部感到酸痛或有什么不舒服的感觉，最好换穿几天球鞋。"王安利说，高跟鞋和球鞋交替着穿，可以使长期处于紧张状态的小腿肌肉获得及时的放松。白领女性如果因工作要求，在公司时需要穿高跟鞋，最好在上下班时，换穿球鞋赶路；或者在晚饭后，穿球鞋散步半小时至一小时，这对小腿肌肉有很好的放松作用。

30岁以上女性宜每半年做1次尿检

医师介绍，女性较男性更易患肾炎，而白领女性较其他女性患肾炎的更多。

肾炎发病隐匿，早期没有特别典型的症状，往往仅仅表现为身体的疲劳乏力。而多数白领女性本身承受的压力较大，所以常误认为是工作太累引起的身体不适，而忽视了对身体的检查，结果等到症状明显时，往往为时已晚，肾脏功能已经受到了严重损害。

专家建议，30岁以上的女性应该每半年做1次尿检，尤其是感到身体疲劳时要高度警觉。如果出现上呼吸道感染、皮肤化脓性感染，有发热、头痛、恶心、呕吐、食欲不振、疲乏无力、面部及眼睑肿胀、面色苍白、脚踝和小腿部位水肿，都要引起重视，及时就诊，千万不要认为年轻硬扛不理，或是自行诊断服药。肾脏疾病越早发现越容易治疗，恢复越好。

乳腺癌患者不必拒绝豆制品

乳腺癌的发病跟人体内雌激素的水平偏高有关系，而大豆中含有的大豆异黄酮是一类重要的植物雌激素，可能会引起乳腺癌患者体内的雌激素水平升高。所以，乳腺癌患者对于豆制品有颇多顾忌。但是大豆异黄酮也具有积极作用，比如能抑制引起癌细胞发生的酪蛋酸激酶的活性；能够控制癌细胞赖以生长的血管的增生，减慢它的生长速度；能够消除活性氧，起到抗氧化的作用。另外，这类植物雌激素要通过消化分解才能被吸收利用，但其中到底有多少能被人体吸收还不好确定，而且人体每天摄入的豆制品不会太多，能吸收的大豆异黄酮也较为有限，一般不会对人体的激素水平造成太大的影响。因此，对于豆制品，乳腺癌病人不能因噎废食，完全拒绝。

研究显示，人体内起生物作用的异黄酮日摄入量为 30 ～ 50 毫克最好，相当于每天至少要饮用 1 杯 250 毫升的豆浆和进食 200 ～ 300 克豆制品。

微血管性心绞痛爱缠中年女性

50岁的武大姐劳累后突感胸闷、心悸、心慌，并有阵发性胸痛，去医院检查，做了心电图发现有轻度缺血征象，而冠脉血管造影却正常，医生说，这种胸痛与普通的冠心病心绞痛不同，是一种微血管所致心肌缺血引发的胸痛，故而被称为微血管性心绞痛。

微血管性心绞痛女性发病率明显高于男性，尤以绝经后的中年女性最为多见。这是与绝经后女性失去雌激素对心脏的保护作用，加之中年女性活动减少，以及体重增加等因素，使得冠状动脉内皮细胞功能不稳定，支配心脏的植物神经系统功能障碍，并且易致微循环功能障碍及微血管血栓栓塞等。

微血管性心绞痛有四个主要临床特点：一是胸痛持续时间相对较长，可长达半小时至两小时。二是心电图检查正常或仅有轻度心肌缺血征象。三是胸痛发作常与体力活动增加有关。四是使用硝酸甘油类抗心绞痛药和钙离子拮抗剂的治疗效果往往不佳，不能很快缓解胸痛。

消除紧张和焦虑情绪对微血管性心绞痛患者十分重要。当精神放松后，其症状可随之减轻与缓解。相对于冠心病心绞痛，微血管心绞痛的预后良好，一般不会发生心肌梗死。

"女性三期"脖子易变粗

青春期、妊娠期和哺乳期，女人这三个时期要多注意脖子的变化。这三个时期，身体代谢旺盛，对甲状腺激素的需要量明显增加。此时若摄入碘不足，就会影响甲状腺激素的合成；当不能满足人体的正常需要时，脑垂体就会分泌促甲状腺激素，促使甲状腺增生，通过"扩容加大工厂规模"来满足供给需要，结果引起甲状腺肿大，脖子变粗。另外，这三个时期，女性体内的雌激素大量分泌，导致甲状腺对碘的摄取能力下降。甲状腺激素的合成不足，也会造成甲状腺肿大。

不过，甲状腺肿大与甲状腺功能亢进（甲亢）或甲状腺功能减退（甲减）是两回事。如果发现脖子变粗也不必惊慌，去医院检查一下甲状腺功能就行。一般情况下，青春期的甲状腺肿大其甲状腺功能多是正常的，过了青春期后肿大就会逐渐缩小。

但如果检查发现伴有甲状腺功能低下，妊娠期、哺乳期的女性就要注意了。因为可能会导致怕冷、乏力、食欲差、易打瞌睡、月经量多等症状；若是孕妇的话，可能导致胎儿大脑发育不良、畸形（矮小痴呆症）。

这三个时期的女性要做到经常摸摸脖子，如果甲状腺出现肿大，摸起来会比较软，病情轻者一般没有症状；但如果病情反复，可感觉颈部有异物和梗阻。

冷天更易发生妊娠高血压

妊娠高血压在我国的发病率为 9.4%。其主要原因可能与目前快节奏的生活造成孕产妇的精神压力大，怀孕后营养摄入不均衡，以及高龄孕妇数量增多等有关。秋冬季和初春寒冷季节及气压升高的情况下易发生此病。发病时间一般多见于孕 20 周以后，尤其是孕 32 周后最为多见。

研究发现，以下几类人群容易发生妊娠高血压疾病：

●年轻的初孕妇(年龄低于 18 岁)或高龄初孕妇(高于 40 岁)。

● 文化程度较高，对妊娠缺乏心理准备，精神经常保持高度紧张状态的孕妇。

●孕前体重超重的女性怀孕后会增加血压升高的危险。

●有慢性高血压、肾炎、糖尿病等病史及有高血压家族史的孕妇。

●营养不良、贫血、缺钙，或患有严重低蛋白血症的孕妇。

●羊水过多、双胎或多胎、怀巨大儿及葡萄胎等造成子宫张力过高的孕妇。

●个性强、急躁、易冲动，并具有过分竞争性性格的女性。

妊高早期可能仅有轻度的下肢水肿，轻度头晕以及血压升高，轻度蛋白尿等表现。

一旦确诊，轻度的患者可在门诊治疗，重度以上的患者应住院，进行解痉、镇静、降压等治疗。

四季保健

春季重在养肝和清肝

"立春"过后，大地回春，万物更新。春季要以养肝为先，顺应春季肝气升发的特性，使血气和畅。调养肝脏包括养肝和清肝，养肝重在睡眠，现代人经常熬夜的生活习惯对于肝脏的损害尤其严重。很多人的肝病其实是"熬"出来的，"夜猫子"大多双目赤红，这是肝火上升的症状。清肝是指用"清肝泻火"的方法，以预防肝气升发太过。

春天应注意情志保养，保持乐观开朗的情绪，使气血调畅，精神旺盛。在饮食上，春天应遵从"春夏养阳"的原则，适当多吃些温补阳气的食物，可起到补阳气、增强肝脏和脾胃功能的作用。大枣、山药最宜于春季食用，山药味甘性平，具有健脾养肝、滋肺益气、补肾固精等功效，可用大枣、山药与大米、小米煮粥食用，以健脾养肝益胃，滋阴润燥。葱和韭菜也是中医比较推崇的春季保肝食物。但大热大辛的狗肉、参、茸等滋补品则不宜。酒易伤肝，也要少喝。

肝阳旺盛的人，在春天容易头痛、眩晕，所以春天的配膳注重滋阴补血，以防肝阳上亢、肝风内动而致的高血压、中风等疾病的发生。可选用含钾高的食物，如香蕉、柠檬、梨、绿豆和芹菜。同时，适当食用杞子以养肝明目、防眩晕。

杞枣鸡蛋汤 枸杞子30克，红枣10枚，鸡蛋2个。枸杞子洗净，红枣洗净去核，一起放于砂锅中，加清水适量烧开后，加入鸡蛋煮熟，调味即可。适用于肝肾亏损、脾胃虚弱者以及慢性肝炎患者。

猪肝枸杞子汤　猪肝 100 克，枸杞子 30 克。猪肝与枸杞子一起煮熟，调味即可。能补肝、养血、明目。

丹参黄豆汤　丹参 10 克，黄豆 50 克，蜂蜜适量。丹参洗净，黄豆用水浸泡 1 小时。将丹参、黄豆放入砂锅中，加水适量煲汤，至黄豆烂，拣出丹参，加蜂蜜调味即可食用。补虚养肝，活血祛瘀。

开春建个中药阳台

春天里来百花开，医生建议，在家中的阳台上可以种植一些既漂亮又有用的药用植物。

蒲公英、马齿苋和荠菜　最简单易种的当数蒲公英、马齿苋和荠菜。它们开花后，可以摘一些下来，清洗后凉拌着吃，有清热凉血、解毒的功效，可以对付春季里常见的肝阳上亢 (头晕、头痛、失眠、血压上升等)。

薄荷　薄荷也是一种适合家里种植的药用植物，可以买种子来进行繁殖，也可以在花市上直接买盆栽的薄荷。

薄荷气味芳香，有强劲的穿透力，能提神醒脑，头晕时摘两片薄荷叶贴在太阳穴上，可以有效缓解症状；拿薄荷泡茶、熬粥、做汤，对减轻感冒发热、咽痛牙痛有很大帮助。

月季花和丝瓜　月季花和丝瓜是中药阳台上的好搭档，虽然它们开春后种下，等到四五月份才能开花，但二者可以搭配出很有用的中药组合。

月季花有疏肝解郁的作用，丝瓜可以美容养颜、活血通络，尤其是经常上火的人应多吃。丝瓜待开花后，摘下花瓣，不要用清水洗，避免花粉流失掉，可以将花瓣用蛋清或面粉和水挂糊，下油锅里煎炸烹饪。月季花也可泡水喝，或拿月季花煮开的水挂丝瓜花瓣的糊，这样一起食用既健康营养又香甜可口。

土人参　土人参的根、叶都可食用，可炒、可做汤、可涮、可炖，特别是叶子，与竹叶菜的味道差不多，入口嫩滑，营养丰富。它的根入药有健脾润肺、止咳调经的功效，它的根入菜，滋补强壮，补中益气，还可通乳汁，可谓一宝。

开春四件事保健康

第一招：排毒吃萝卜。冬季天冷，人就偏爱吃热食。到了春天，就必须给自己的肠胃减减负，清肠排毒。早上喝杯淡盐水，能利小便、助排毒。血压偏高的人，可以换成温开水；血糖不高的人，就来杯蜂蜜水。

要想给身体排毒，必须保证大便通畅。建议大便不好的人适当多吃萝卜、白菜、土豆、红薯，帮助排便；也可以进行自我按摩，每天绕肚脐顺时针揉按至少 36 次，按压肚脐左右三指宽处的天枢穴至有酸胀感，均有通便作用。

第二招：晨练拉拉筋。古人提倡在春天晨练，他们认为这是一年四季中锻炼效果最好的时期。年纪稍大的人，最适合散步，还可以在空气较好的公园做个深呼吸，伸伸腿、拉拉筋。有句话说，"筋长一寸，寿延十年"。春天要养肝养胆，所以锻炼时，不妨拍打一下两肋外侧。这里是中医所指的肝胆区，以掌心适度拍打，可通畅气血经络，达到养肝养胆之效。

第三招：少吃酸多食甘。春季饮食宜"省酸增甘"，应多吃些性温味甘的食物以助消化，如糯米、南瓜、大枣、山药、银耳等。

春天是生发的季节，具有生发之气的芽类蔬菜，很适合春季食用。比如，豆芽、豆苗、春笋、蒜苗、芽菜等，可清炒、煮汤、作馅儿，以清淡、温热为宜。韭菜、生姜、鸡汤有助养阳，可以多吃点；草莓、橙子、猕猴桃也可适当多吃；重点推荐枸杞菊花泡水，能养肝明目。此外，蜂蜜是春天一大补品。

第四招：太阳下梳头。春季要养阳，所以应多晒太阳，特别是早起的时候，边晒太阳边梳头，或者按摩头顶的百会穴，能帮助人增加阳气，滋润五脏。春天还要养肝，而"肝开窍于目"，所以，养好眼也能护肝。建议人们全身放松，面对太阳，闭上眼睛，让玻璃窗和眼睑滤去过于强烈的太阳射线，同时转动眼珠，先顺时针再逆时针，每天坚持十几分钟。

初夏时节　你做对了吗

初夏来临，专家提醒大家，这一时段是从春到夏的过渡阶段，保持健康的方法也很多，做到如下三个方面，定有益身体健康。

耐热锻炼每天进行　初夏这一时段，日平均气温的变化正好符合"逐渐升高"的特点，所以是耐热锻炼的最好时机。初夏耐热锻炼具体如下：每天抽出一小时左右进行室外活动，可根据天气情况，选择气温在25℃左右、湿度在70%以下的环境，散步、跑步、体操、拳术等，每次锻炼都要达到发汗的程度，以提高肌体散热功能。但也不可过分，尤其当气温高于28℃、湿度高于80%时，要减轻运动量，以防中暑。同时，在这一时段内，要尽可能不用电风扇、空调（梅雨或湿度较大时，可用空调抽湿），使室内温度经常保持在22℃以上，湿度保持在60%左右。

防"湿"从初夏开始　初夏时节防"湿"，要从日常衣食住行方面着手。初夏时节阴雨天或雾天要少开窗户，而当室外艳阳高照时，适当开窗通风，居室内可安放部分祛湿剂或干燥原料来降低室内空气湿度；出现"高温高湿"天气时，可使用空调降温、抽湿的功能，将气温降至20℃～26℃、相对湿度降为50%～60%；初夏穿衣应选择具有较强吸湿能力的面料（如全棉）制成的宽松服装，要经常晒被褥，勤洗澡，勤换衣；饮食要清淡，便于消化，要多食用消热利湿食物，使得体内湿热之邪从小便排出，如绿豆粥、荷叶粥、小红豆粥等；要避免外感湿邪，万一在室外涉水淋雨，回家后可饮服姜糖水，如有头重、身热等症状，可服用藿香正气丸等药物。

疰夏要及早预防　民间历来有预防疰夏的习俗。预防疰夏常始于"立夏"前后，初夏时节正是预防疰夏的关键时段。这一时段要多参加体育活动，注意保护脾胃，不食或少食油腻、难以消化的食物。要保证适宜的睡眠时间，注意劳逸结合。

小满时节重在防湿

夏季是阳气最盛的时期，从小满开始，人们就应调整日常饮食起居，以期平安度过炎热的夏季。

小满节气正值五月下旬，气温明显增高，雨水增多，应预防风湿病、湿性皮肤病等疾患。《金匮要略·中风历节篇》中说："邪气中经，则身痒而瘾疹。"这里说的就是"风疹"。"风疹"的病因有三点：一是湿郁肌肤，复感风热或风寒，与湿相搏，在皮肤发病；二是由于肠胃积热，复感风邪，内不得疏泄，外不得透达，郁于皮肤；三是吃鱼、虾、蟹等食物过敏导致脾胃不和，蕴湿生热，郁于肌肤。

小满时节，饮食调养应以清爽清淡的素食为主，并常吃清热利湿的食物，如赤小豆、薏苡仁、绿豆、冬瓜、丝瓜、黄瓜、黄花菜、水芹、荸荠、黑木耳、藕、胡萝卜、西红柿、西瓜、山药、鲫鱼、草鱼、鸭肉等。此外，应忌食肥甘厚味、生湿助湿的食物，如生葱、生蒜、芥末、辣椒、茴香、桂皮、韭菜、茄子、海鱼、虾、蟹、牛、羊、鹅肉等。

在情志方面，小满时节，人们易烦躁不安，此时要注意保持心情舒畅，以防情绪剧烈波动后引发心脑血管意外。

这里推荐一个适合小满的药膳——鲜茅根煮猪瘦肉。鲜茅根150克（干品100克），猪瘦肉250克。将茅根截成2厘米长，猪瘦肉切成丝，加适量水共煮熟，加精盐，每天饭后服6～9克，一日3次，连用1周，有健脾清热祛湿的功效。

随着季节来排毒

春天：排肝胆毒　春天，对应的是肝胆，因此应抓紧时间排肝胆的毒。肝胆积毒，就会影响疏泄功能，表现为面部长斑、指甲发暗、乳腺增生等，饮食上可用春茶、蜂蜜、柠檬、竹笋、芦荟、青菜来疏肝利胆，多喝水也有效果。肝气不舒的人，往往心情不愉快、脸色发暗，可以用茉莉花、玫瑰花瓣代茶饮；乳腺增生的女性，可吃加味逍遥丸；枸杞、桑葚泡水，也有助于排肝胆毒。另外，排毒更重要的是调节心情，要多笑，还可以按摩太冲穴（位于足背第一脚趾和二趾之间的凹陷处）、行间穴（位于足背第一脚趾、二趾间红白肉分界处）。

夏天：排心火毒、热毒、血毒　炎炎夏日，对应的是心，排心火毒最重要。心火旺表现为口舌生疮、心烦、失眠，应该多吃点苦味食物，如苦菜、苦瓜；也可用竹叶5克或莲子心2~3克泡水喝。竹叶、莲子心的寒性大，不能喝太多，以免伤到脾胃。平时可按摩少府穴（握拳时，小指尖所指处）、神门穴（即手腕内侧皱纹的小指一侧）。一天之中，心经的"值班时间"在午时，因此每天中午小睡一会儿有助于降心火。

夏天气温高、日头毒，灼热之下人容易积累热毒，表现为心烦、出汗、小便少等，建议吃西瓜、绿豆汤来应对。

一到夏天，人们喜欢在外就餐，摄入了太多食品添加剂，就会在身体里积累血毒，出现头昏、恶心等症状，这些都是轻微中毒的表现，尤其是肝脏解毒功能差的人，就更明显。建议多吃葡萄、西瓜、绿豆、绿茶等来解毒。平时还可按摩少府穴。

长夏：排湿毒、脾胃毒、汗毒、虫毒　湿毒重的人，感觉恶心、苔腻、口气重、食欲差、大便不爽，应多喝丝瓜汤、冬瓜汤、薏仁粥、绿豆汤。如果恶心严重，可以将薄荷、生姜凉拌着吃，如果还不行要用藿香正气水。

长夏对应的脏腑是脾胃，排脾胃的毒也很重要。仲夏季节湿气重，若吃得太多太好，体内易形成湿热，表现为严重的口臭、大便臭且不爽。这时要吃利湿的食物，绿豆汤、青菜最好。可按摩足三里（外膝眼下三寸）、丰隆穴（位于外踝尖上八寸）。脾胃"值班时间"在上午，一般7~9点，可在早饭后用山楂、陈皮、薏仁泡水喝，有助于消食化湿。

秋季：排肺毒、痰毒、肠毒、皮肤毒　秋天对应的是肺，排肺毒最当令，也叫气毒，表现为呼吸不畅、胸闷、咳痰，应多做深呼吸，以排出肺内的浊气。平时按摩合谷穴（位于手背的虎口处，第一掌骨与第二掌骨凹陷处）、太渊穴（手腕横纹上，拇指根部即是），对排肺毒也大有好处。秋季排痰毒也很重要，痰多、痰稠的人要多吃萝卜、百合、杏仁、银耳、梨（雪花梨最好），有助于润燥、排痰。

肺与大肠相表里，秋季也要排肠毒。肠毒表现为便秘、口臭、脸上起痘、牙痛、口腔溃疡，饮食上应以蔬菜、萝卜为主，以达到大便通畅的目的。大肠经的"值班时间"是早晨 5~7 点，正是起床的时间，这时喝一杯温水。此时若无大便，可按摩天枢穴（位于肚脐两侧旁开 1.5 寸）。

肺主皮毛，秋天容易皮肤痒、干燥，因此要排皮肤毒。方法有：适当出汗、洗温水澡、喝绿豆汤。如果皮肤痒得很厉害，可以用荆芥 5 克泡水代茶饮，能止皮肤痒。

冬天：排肾毒、寒毒、脂毒　冬天与肾相对应，要排肾毒。傍晚 5~7 点是肾经"值班"的时段，这段时间必须喝水，以冲洗膀胱、肾这个"生理马桶"，能预防泌尿系统结石，还可按摩涌泉（足心前部凹陷处）、三阴交（脚内踝上 3 寸），敲打肾腧穴（在后背，位置与肚脐平，脊柱旁开 1.5 寸）。冬季天寒地冻，寒气袭人，需要排寒毒。体内有寒毒，主要表现为怕冷、肚子疼、腹泻。有两个应对方法，一是做菜多放点姜、肉桂，二是临睡前用热水泡脚或洗个热水澡。

秋冬两季营养超标，运动又少，难免引起血脂升高、体重增长，这时就要注意排脂毒。山楂、黑木耳、黄瓜、西红柿、白菜、萝卜以及各种粗粮都是排脂毒的好食物。

季节排毒虽各有各的特点，但也有共通之处，即灵芝、蘑菇、海带、牛奶、猪血、绿茶、生姜、绿豆等，春夏秋冬食用都有排毒的效果；休息日不要吃得过饱，可在每个周末选择一顿饭只吃半饱，给肠胃也放个假，这也是四季通用的排毒方法。

三伏天清热勿忘"扶阳"

很多人知道三伏天要喝五花茶、清补凉水，可清热解毒祛湿。医生提醒大家，在祛暑清热的同时，一定要注意扶阳。如果人体长期生活在空调制造的冷环境里，则易损伤人体的"卫表之阳"和"肺阳"，易患夏令感冒、咳嗽、哮喘，甚至加重这些疾病在冬天发作的机会；过度贪食冰镇冷饮，极易损伤"脾阳"和"胃阳"，以致诱发胃痛、腹泻。那么，三伏天该怎么扶阳呢？

1. 夏季多喝姜水　若在空调房睡觉，睡前可以喝点姜枣茶，具体做法是用 1～2 片生姜加 1～2 颗红枣泡水喝。其中，选生姜可出汗解表，干姜则具有暖胃的作用。

2. 摇扇入睡消暑　在酷暑难当的夏天，人体毛孔开放，汗出不断，阳气大泄，风寒之邪极易乘虚而入。温度合适时，摇扇入睡其实消暑。摇扇子能不断运动手臂、手腕，促进血液循环，舒筋活络，防止血压突然升高。若天气过于炎热，必须开空调睡觉，最佳温度为25℃～27℃，设定关机时间，避免开整晚。注意盖薄被避免着凉。

3. 以热解热 "夏不欲穷凉"，大家不宜过度贪凉，应以热制热，洗热水澡，喝暖水。

4. 适当午睡避炎热 起居上，晚睡早起以顺应自然界阳盛阴衰的变化。中午暑热最盛之时，适当午睡既可避炎热，又可消除疲劳、补充体力。

5. 运动别过于剧烈 夏季是人体新陈代谢最活跃的时期，保持低运动量，避免剧烈、高强度的运动。

6. 避免动怒 主动调节情志，避免动怒烦躁，保持神清气爽。

仲夏要排五种毒

自头伏开始，仲夏季节来到，中医又称"长夏"。这段时间，天气炎热，湿气大，再加上蚊虫滋生，人常常感到不适。这时要着重排五种毒。

湿毒：仲夏季节，潮湿的空气加上持续高温，人几乎天天在"蒸桑拿"，这样的季节最重要的是排湿毒。湿气通于脾。厚重的湿气把脾捆绑起来，叫做"困脾"，会出现头昏、四肢沉重、恶心、食欲差、大便不成形、胃脘胀气、舌苔腻。可利用芳香醒脾。将薄荷、生姜凉拌，稍微放点辣椒，能刺激脾胃。脾胃"清醒"过来，才能利湿。具体来说，恶心欲吐者，喝藿香正气水，吃参苓白术丸。舌苔腻、早上肚子偏大者，说明身体里有水排不出去，往往是脾虚、脾不健运的表现，可吃薏仁山药粥或山药冬瓜汤。

湿毒分湿热毒和寒湿毒。脾胃湿热者，有口苦、口臭、舌苔黄腻、尿偏少、大便不爽等症状。祛湿热，可吃绿豆薏仁粥、西瓜皮丝瓜汤、凉拌苦瓜或苦菜汤，严重的可煮蒲公英绿豆汤喝。寒湿毒多见于冬天，但少数人长夏也会有，一般为寒凉体质的人，或因贪凉吃生冷食物、长时间开空调，体内会聚集寒湿毒，表现为大便稀、食欲差、舌苔白腻等，可用生姜散寒祛湿。

暑毒：天气热，再加上开空调，导致汗出不来，会把暑毒关在身体里。平时保健可以吃清暑利湿的食物，如西瓜、绿豆汤、绿豆薏仁汤。

脾胃毒：长夏对应的脏腑是脾胃，排脾胃的毒也很重要。本来火气重的人，如果再喝咖啡、吃巧克力等热性食物，易生胃火，表现为口臭、大便臭、便秘等。这种情况下可用决明子10克或生大黄3~6克代茶饮。脾胃经"值班时间"在上午7~9点，可在早饭后用山楂、陈皮、薏仁泡水喝，有助于消食化湿，还可按摩足三里（外膝眼下三寸）、丰隆穴（位于外踝尖上八寸）两个穴位。

汗毒：夏天本是排汗的季节，可由于人们普遍使用空调，排汗不畅，就会积聚汗毒。汗毒重表现为头昏无力、浑身不爽，可用热毛巾擦身，用热水洗澡，喝生姜红糖汤也能帮助排毒。

血毒：夏天里各种冷饮热销，这些食物多含有各种添加剂。添加剂在人体内蓄积，会出现食欲差、头昏、打瞌睡等症状，这时应多吃绿茶、绿豆、生姜帮助排毒，体热的人吃绿茶、绿豆、体寒的人吃红茶、生姜。

夏末秋初防"燥"攻略

"起床后嗓子发干，一大杯白开水进肚后，还是感觉不解渴？"医生提醒，夏末秋初的"燥"属温燥，当出现头疼、少汗、口渴、干咳少痰、咽干不适、手脚心热等状况后，代表你已经中招了。掌握以下防"燥"攻略后，你就可以轻松度过夏末秋初这段温燥的日子。

多"甘酸"少"辛辣"　三伏天即将走到尽头，但暑气尚未消失，有些人的口、鼻、皮肤等部位常会有些干燥感。防"燥"要注意多"甘酸"少"辛辣"。

饮食上，适宜吃莲藕、梨、西红柿、柠檬、乌梅、葡萄、山楂、猕猴桃、百合、山药、蜂蜜、银耳、苹果、香蕉等食物，起到滋润、收敛、生津、止渴等作用。少吃胡椒粉、孜然、咖喱、辣椒粉、姜、葱、韭菜、辣椒等辛辣物。

朝"盐水"晚"蜂蜜"　防"燥"不要忽略了保护人体津液。最简单的方法就是多喝水。健康成年人根据自身体质状况，每天应饮水1500~2000毫升，这个季节比其他季节要多喝300~500毫升。但有时只依靠白开水并不足够，建议可以用"朝盐水，晚蜂蜜"的方法，即每天早上空腹喝一杯凉的淡盐水，晚上睡前喝一杯温的淡蜂蜜水，来防"燥"缓解便秘。

需要注意的是，喝淡盐水时要确保每天食盐摄入量不超过6克。有高血压或者有高血压倾向的人群及糖尿病患者，早晨服淡盐水和晚上喝蜂蜜水都要十分慎重。

"漱泉术"滋阴益肾　民间有用"漱泉术"来滋阴益肾防"燥"的做法，如果感兴趣也不妨试一下，具体方法为：每天早上洗漱完毕，闭目养神静坐一会儿，先叩齿36下，然后用舌在口中搅动，待唾液满口后分3次咽下，并用意念送至丹田，再缓缓将气从口中呼出，呼气时口唇应微张，但不要出声，如此反复36次，稍停片刻，然后两手握拳。按照这个方法每天早、晚各做一次。

秋季以"养收"为原则

秋季是阴历七月至九月。从立秋至立冬前，包括立秋、处暑、白露、秋分、寒露、霜降六个节气。秋季，凡精神情志、饮食起居、运动锻炼，皆以"养收"为原则。

情志　中医注重的是身心两方面。肺在志为悲（忧），悲忧易伤肺，肺气虚则机体对不良刺激的耐受性下降，易生悲忧之情绪，所以在进行自我调养时切不可背离自然规律，要做到内心宁静，神志安宁，心情舒畅，切忌悲忧伤感，即使遇到伤感的事，也应主动予以排解，以避肃杀之气，同时还应收敛神气，以适应秋天容平之气。

起居　在起居调养方面，立秋之季已是天高气爽之时，应开始"早卧早起，与鸡俱兴"，早卧以顺应阳气之收敛，早起为使肺气得以舒展，且防收敛之太过。

运动　秋季是开展各种运动锻炼的好时期。可以选择散步、八段锦、太极拳、经络操等，运动量不宜太大，不宜剧烈和劳累，以免阴气外泄。秋天气候多变，天气渐冷，此时可逐步进行一些耐寒锻炼。

饮食　秋季时饮食应以滋阴润肺为宜，充足的水分不能少，可饮用菊花茶、银花露、枸杞等以清肝明目，滋阴去火。秋季时节，多吃果蔬和杂粮，少吃盐和糖。此时最好能多吃些梨，梨肉香甜可口，肥嫩多汁，有清热解毒、润肺生津、止咳化痰等功效，生食、榨汁、炖煮或熬膏，对肺热咳嗽、麻疹及老年咳嗽、支气管炎等症有较好的治疗效果。若与荸荠、蜂蜜、甘蔗等榨汁同服，效果更佳。有条件的不妨吃些秋梨膏、养阴清肺膏等滋阴润肺的中成药。可适当食用芝麻、糯米、粳米、蜂蜜、莲藕、荸荠、瓜类、菠萝、乳品等柔润食物，以益胃生津。

鸭梨西米露　材料：西米 100 克，鸭梨 200 克，冰糖 100 克。做法：将鸭梨洗净，去皮、核，切碎，放入锅中，加清水 5 杯，煮 30 分钟。捞去梨渣留汁。将梨汁再煮沸，加入西谷米，小火煮至完全透明。再加入冰糖溶化即可。

菊花粥　菊花有散风清热、平肝明目的功效。取糯米 150 克，决明子 15 克，鲜菊花 30 克。将锅烧红后加入决明子稍炒加水500 毫升，煮沸 30 分钟后去渣，再加水和米一起煮粥，待熟时加入菊花再煮开，加油盐或冰糖调味食用。

玉竹沙参炖乳鸽　材料：乳鸽1只，玉竹、沙参、红枣适量。辅料：山药、薏米、莲子、杏仁、白果、红豆适量。做法：乳鸽清洗后剁小块。所有药食植物充分浸泡、清洗干净。将鸽块放入砂锅中，加入冷水，大火煮开后，撇净浮沫。再加入玉竹、沙参等，大火煮开后，调小火慢炖20分钟，加入生姜、盐继续炖10分钟。最后加入红枣，再炖15分钟，鸽肉炖熟，加入胡椒调味即成。

秋季控血脂四法

一般而言，秋冬季老年人的血脂偏高一些。这是由于气候转凉，我们会不自觉摄入热量高的食物，饭量也有所增加，运动量却较春夏减少，再加上老人基础代谢减慢，脂类摄入过多，消耗减少，容易出现血脂异常。

喝山楂酸奶　取2~3颗山楂洗净、去核后，与适量冰糖一起加水煮20分钟，捞出山楂凉温后(40℃)切小块儿，倒入约100克酸奶，搅拌后饮用即可，若浓稠还可加适量山楂水。山楂水温度不宜超过40℃，以免酸奶中蛋白质发生变性。胃酸较多的老人不宜多吃。

食杂豆粥　每天吃半碗豆类食物，就能使胆固醇的浓度降低20%，杂豆粥就是不错的选择。豆子种类要多些，如红豆、黑豆、黄豆等，再放些薏米、鸡头米、黑米等，一同下锅煮粥即可。可在每天午饭时，先喝一碗杂豆粥，也可在晚饭时把杂豆粥当主食吃。

按摩腰腹 老人还可通过按摩腰腹部来调控血脂水平。站立，双脚分开，与肩同宽，用双手揉腰部两侧 5 分钟。接着。双手握空拳，由上而下推摩腹部 5 分钟。然后，一手的手指微弯曲成空掌，拍打下腹部，先顺时针后逆时针，各 5 分钟。每天早、晚各按摩 1 次，以腹部感觉微微发热为宜。

坚持锻炼 建议老人每周锻炼至少 3 天。每天锻炼 45 分钟左右。可选择慢跑、打太极拳、游泳、爬山等。

秋天最好少说话

有人建议秋天要"少言防秋燥"。按照中医的观点，语音出于肺而根于肾，又因心主神志，管理语言的表达，因此有"言为心声"之说。心神收不住，就会"胡言乱语"。反过来，说多了话不仅会损伤肺肾之气，心神也安宁不下来。

或许你有过这样的经验，晚上和别人大侃特侃，躺在床上就很难入睡，就是因为你的心神没有安定下来。古人告诉我们要"食不言，寝不语"，自然是有道理的。所以秋天的时候能少说话就少说话，当然，这里只是建议你"省言"而并非"禁言"。

除了"少言"之外，还有一个办法可以收敛心神，那就是做金鸡独立。双手自然垂立，然后抬起一只脚使其离地，以另一只脚掌的力量支撑全身就可以了。为什么这个动作就可以收敛心神呢？因为做这个动作时眼睛是闭着的。要想站稳，你就得静下心来，不然根本站不住。每次练上几分钟，时间长了就可以增加自己的定力。再者，金鸡独立还有补肾的功效。秋天是收获的季节，万物都在贮存自己的能量，人类此刻自然也应该贮存能量，该收时收，该藏时藏。

夏过无病三分虚

民间有句老话，"夏过无病三分虚"。中医认为夏天重"暑"，秋天重"燥"，夏秋交接之后，人极易倦怠、乏力等，导致脾虚、胃虚、气虚，老人抵抗力差，要从以下几个方面进行调理。

胃寒吃山药。此时应吃些性温的食物，主食可以改为粳米，健脾胃、补中气。山药补脾养胃，生津益肺，可以每周吃两次山药炖排骨，也可以与大米、小米、大枣一起煮粥食用。此外，每周吃次清蒸鱼，多进食鸡蛋、莲子。但寒性水果要少吃。

防燥多喝汤。秋燥耗伤人体津液，易造成阴津亏虚。不少老年人会感到口鼻干燥、咽干口渴、皮肤瘙痒、大便干结等。鼻、唇干燥者可吃萝卜、芝麻、豆腐、豆浆等。有慢性支气管炎的老年人可以多进补汤水如百合冬瓜汤、山楂排骨汤、鳝鱼汤、赤豆鲫鱼汤等。并坚持每天补水 2000 毫升，保证肺和呼吸道的湿润。少吃姜、葱、蒜、辣椒等刺激性食物。

多晒太阳抗秋乏。入秋后，日照时间减少，褪黑激素相对增多，甲状腺素、肾上腺素的分泌受到抑制，人的情绪因而低落，所以要增加阳光的照射，晴天时多到户外散步，每天保证半小时。每天喝一杯花旗参茶也有提神补气、抗疲劳的作用。

防病按时服药。9 月下旬气温下降，感冒增多，90% 以上的老慢支患者也易复发。早晚温差大，因此不要只穿一件过薄或过厚的衣物，可以叠穿两件以上衣物，便于随时调整。睡觉要护住胸背，因为五脏的腧穴都汇集于背部，如果邪风侵入，容易患病。心脑血管疾病患者和三高人群也要坚持在医生的指导下服药，每天监测血压变化、按时服用降压药物等。

秋燥分温凉

秋燥分温凉，对症预防才有效。秋分之前暑热未散，导致不适的多半是温燥；而过了中秋节，气温疾速下降，早晚寒凉渐重，惹病的多是凉燥。

秋燥温与凉的变化，还与每个人的体质和机体反应分不开，像儿童、老年人以及体弱者，即便在并不是很冷的现在，早晚若没有及时加衣，也可能被凉燥所伤。那些习惯开窗入睡的年轻人，如果工作繁忙过于疲惫，也可能在中秋之前病于凉燥。

这两种燥邪导致的症状不同，预防与治疗都有不同的侧重。比如，受温燥侵袭的人，常常心烦口渴、鼻唇干燥、干咳无痰、咽喉干痛等。张口可见舌苔薄黄，舌面少津或无津。这个时候，润燥防燥可用偏于辛凉解表的药或食材，比如用金银花和生地沏水代茶，每天喝上几杯。

凉燥一般发生在深秋和初冬，除了咳嗽少痰、咽干鼻燥等表现外，还往往伴有恶寒无汗、鼻流清涕等风寒症状。被凉燥侵袭的人，治法应是疏风散寒、润肺止咳，饮食应以温润为主。如果感觉凉燥难除，可用麦冬和沙参泡水，代替其他饮品连饮数日。

日常预防秋燥除都需要少量多次大量饮水外，预防温燥与凉燥的"食谱"各不相同。防治温燥可选生梨、葡萄、猕猴桃、甘蔗、荸荠、番茄、萝卜、百合等略微偏凉的食物。防治凉燥多吃清润、温润的食物，如石榴、苹果、白果、核桃、银耳、藕、胡萝卜、芝麻、核桃、糯米、蜂蜜、乳品等。

"秋冻"并非人人适宜

"春捂秋冻，不生杂病"是自古以来就流传着的谚语。秋天进行秋冻锻炼，能提高机体抗病能力。秋季最好的锻炼方式是散步，可以使心肌收缩力加强，有降低血压、预防冠心病的效果。但是，秋冻也不是人人都适合的。

"秋冻"适宜中、青年　适宜秋冻人群以中、青年体质较好的为主。当天气变化比较平缓时，少穿点衣服，使身体略感凉意，但不感觉寒冷，即"冻一冻"是可以的。但一旦有强冷空气活动，造成气温急剧下降时，还进行"秋冻"而不及时、适当地增衣保暖，不但达不到强身健体的目的，反而会招灾惹病，患感冒等呼吸道疾病。

老年人不适宜"秋冻" 心脑血管疾病患者和身体调节功能已较差的年老体衰者，是不适宜"秋冻"的。有慢性支气管病、哮喘病等病史的人也不宜"秋冻"。因为这种人一旦着凉、感冒，就很容易旧病复发或使病情加重。

婴幼儿不宜"秋冻" 正在生长发育的婴幼儿和那些长期病号、弱不禁风的人则是不宜"秋冻"的。还有的儿童，一到秋冬就经常感冒，每个月感冒发烧 1 ~ 2 次，医学上称为"易感儿"，这种小孩也不能"秋冻"。

春季慎防肿瘤复发

春季，癌症患者体内的肿瘤细胞生长、繁殖异常旺盛，当肿瘤细胞的生长速度超过临床治疗及免疫系统所能控制的速度时，就很容易导致肿瘤的复发、转移。此外，各种细菌、病毒生长繁殖活跃，容易侵入患者体内，使身体状况不好的肿瘤患者免疫功能大幅度下降，导致肿瘤复发、转移。所以，癌症患者要安全度过春季，必须做到以下几点：

起居有规律 应早睡早起，常到室外、林荫小道等空气清新处活动，并加强体育锻炼，增强体质。

要注意防寒保暖 春季天气忽冷忽热，如果衣着单薄，稍有疏忽就易感染疾病，危及健康。

饮食应清淡　忌过于酸涩、油腻、生冷，尤不宜多进大辛大热之品，如参、茸、烈酒等，以免助热生火。宜多吃含蛋白质、矿物质、维生素（特别是 B 族维生素）丰富的食品，如蔬菜、瘦肉、豆制品、蛋类等。

多食菌类和野菜　经常食用香菇、蘑菇、草菇等，可增强人体免疫力，有利于阻抑体内病毒的繁殖，抑制体内肿瘤的增生。春天的野菜药用价值高，在肿瘤防治方面也有很大的作用。

保持乐观开朗的心态　精神调理应做到心胸开阔、情绪乐观，戒郁怒以养性，使气血顺畅、精神旺盛。

开春预防肩周炎

立春刚过，很多人迫不及待地脱下厚厚的冬装。但须知，春寒料峭，有些疼痛性疾病可能就不请自来了。肩周炎就是其中一种。

肩周炎是指肩关节周围肌肉、肌腱、滑囊和关节囊等软组织的慢性无菌性炎症。该病多发于中老年人，尤其是天冷时，肩关节更容易受到寒冷空气的侵袭。本病一般起病缓，病程长，冬春季或阴冷天气加重，夏秋季或遇暖热减轻。许多患病初期的病人认为肩周炎无须治疗，仅靠自我锻炼以求康复，一般这种情况康复时间较长，易由初期肩部疼痛逐渐发展为肩关节活动受限、肩臂局部肌肉萎缩等，影响日常生活。

那么，我们应该如何预防肩周炎呢？要注意以下几点：

1.注意营养。寒冷季节更应注重营养、增强体质、提高机体免疫功能。

2.加强锻炼，增强体质。积极主动参加体育锻炼，持之以恒。如步行、太极拳、武术、中老年人健美操、划船动作、弓箭步向前做扩胸动作、肩关节有关功能活动等，都是很好的预防锻炼方法。

3.防寒。在加强运动的同时也要注意防寒。天冷时可选择室内运动；加强保暖，晚上睡觉时防止肩关节外露。

4.防止外伤。在日常生活中应小心谨慎，避免因滑倒造成外伤。如受外伤，应立即治疗。

换季牢记健康"密码"

中国中医科学院教授杨力从衣、食、住、行四方面，为大家总结出一套"换季健康密码"。

衣8157 春捂要记住"8157"这组数字。

"8"是信号，当昼夜温差超过8℃时，一定要注意防寒保暖，不能过早脱下厚外套。

"15℃"是指标，它是捂与不捂的临界温度，当气温低于15℃时一定要捂，超过15℃就要适当减衣，否则容易诱发"春火"。

减衣应一件一件减，最好"早晚添，中午减"，还要遵循"上薄下厚"的原则，尤其要防止后腰、肚子和腿部受凉。

"7天"是适应期，即使气温达到15℃，还要再捂7天，体弱者需再捂14天，使人体慢慢适应环境变化。

食8765 春天万物生长，人体中的阳气生发，此时是"养阳"、"养肝"的好时机，多吃"8765"这些食物。

"8"种粥，绿豆薏仁山药粥、猪肝粥、菠菜粥、红枣粥、黑米党参粥、菊花粥、萝卜粳米粥、芝麻粥。

"7"种生发性的蔬菜，豆芽、韭菜、春笋、青笋、香椿、豆苗、蒜苗，可以长养生机。

"6"种动物性蛋白，生姜炖鸡、排骨、羊肉、鸡肝、猪肝、羊肝，可以温养阳性，以脏补脏，但胆固醇高的人不宜多吃。

"5"种饮品，早上喝一杯牛奶加蜂蜜，让人一天都神清气爽；多喝豆浆，可以帮助肝脏解毒、降血脂、防癌；多喝早春新茶，尤其是绿茶，可以醒脑提神；枸杞泡水喝，可以养肝护眼；身体虚弱的人，用人参泡水喝，可增强抵抗力，预防感冒、肺炎。

住63040 春天万物复苏，人们的起居应随之作出调节。

首先要"夜卧早起"，最好早上6点30分起床。起床后多梳头，有助于醒脑。

午睡30分钟，可以醒脑养神，年纪大的人可以午休1小时，但也不要睡太久。

晚上睡觉前，最好用40℃的水泡泡脚。晚上睡觉先不要减被子，否则容易着凉。

行 3086　入春以后要适应阳气升发的特点，加强锻炼。

最好每天晒太阳"30"分钟。中老年人可以上午 9~11 点出门晒太阳，上班族可以在午休时晒太阳，这样可以助长阳气。

"8"种活动最适合在春天进行，包括郊游、赏花、放风筝、散步、慢跑、练体操、打太极拳、跳舞。

运动前最好热身"6"分钟，由于冬天运动比较少，身体的多项机能还在"冬眠"，因此春天运动要"慢"，不宜骤然进行。在锻炼前，要进行充分的准备活动，让肌肉和韧带得到放松，防止肌肉和韧带损伤。锻炼时多做深呼吸，有助于长养阳气。

四季健康六字诀

春嘘明目本扶肝，夏至呵心火自闲。秋呬定收金肺润，冬吹肾水得平安。三焦嘻却除烦热，四季常呼脾化餐。切忌出声闻口耳，其功尤胜保身丹。

"嘘、呵、呬、吹、嘻、呼"六字诀，是我国古代流传下来的一种方法，为吐纳法，通过六字的不同发音口型，唇齿喉舌的用力不同，以牵动不动的脏腑经络气血的运行。

春天要多"嘘"。用嘘这种方式来吐气，以通肝。肝旺于春季，春季要注意疏肝，清肝火。要达到这一目的，用嘘的方式吐气可以说是最简单有效的。肝开窍于目，此举还有明目的功效。

"呵"字诀与心相应。口吐"呵"字具有泄出心之浊气、调理心脏功能的作用。人们常讲笑呵呵，笑出于心。

"呬"字诀与肺相应。口吐"呬"字具有泄出肺之浊气、调理肺脏功能的作用，带有秋天的肃杀意味，它通于肺，能帮助肺的肃降，排出肺中的浊气。

冬季要"吹"。就是以发"吹"这个音的方式来吐气，嘴要撮起来，具有泄出肾之浊气、调理肾脏功能的作用。冬天最宜于这样做，所以古人讲寒则吹之。而且"吹"能去风气，还可以温肾。

"嘻"通三焦。三焦往往多有浮游之热，所以口吐"嘻"字有疏通少阳经脉、调和全身气机的作用。

"呼"字诀与脾脏相应。口吐"呼"字具有泄出脾胃之浊气、调理脾胃功能的作用，可以帮助运化。脾旺于四季，在一年四季都可以用"呼"这种方式来吐气。

冬季腰椎间盘突出症易高发

冬季腰椎间盘突出症高发主要原因有，寒冷刺激会使周身血管收缩，血液运行缓慢，使间盘内压力改变；因寒冷人体肌肉紧张度增高，椎旁肌收缩导致椎间盘所承受的压力增大，间盘因负荷加大导致退变加速；雨雪天气多，因外伤导致急性间盘突出可能性很大。

解春困给大脑及时补氧

春困是脑缺氧的表现。可以试试以下方法来给大脑加氧，从而缓解春困。

干洗脸　闭上双眼，用双手大鱼际从嘴角、鼻翼向上，然后由额头向下，收向下巴，再由嘴角向上，如此为一周，每次做10 ~ 20周。

手梳头　双手十指分开由前额向后脑勺"梳头"，最后再揉按一下脖子。

盐泡脚　在热水里放一些盐，泡一会儿脚后屈手指，由后向前用食指关节按摩足底和脚趾趾端。整个脚掌的按摩可握拳用指关节由前向后整体刮按。足心与足跟可重点进行点按。

闻味道　精油、清凉油、香水、花露水等外用品也可借助提神，擦一点在手背和手腕上，要保证自己能闻到味道。或是喝点淡茶来提神。

值得提醒的是，一些"春困"可能是疾病的表现，如抑郁症发作前，糖尿病、心脏病等慢性病因体虚引起的困乏。如果高血压患者在春天嗜睡，频繁打哈欠，很可能是中风的先兆，应及时去医院检查确诊。

保健知识

老郎中们的长寿经

南京有几位长寿医生，他们精神矍铄，不少人还活跃在临床一线，让我们来学学他们的长寿经。

86 岁翟书涛：每天走够 7000 步。翟书涛是南京脑科医院的主任医师，坚持每天散步 7000 步。坚持散步对身体大有好处：消除疲劳，提神醒脑，促进腹部肌肉收缩，有助于对胃肠的"按摩"，增加肺的通气量，有利于改善呼吸系统功能。此外，散步还能加快人体新陈代谢，有利于血流通畅。

88 岁胥受天：最爱菠菜豆腐汤。胥受天教授是南京著名的中医妇科专家。胥受天一日三餐很有节制，不食肥甘厚腻，饮酒不贪杯，最喜欢的是菠菜豆腐汤。胥受天的经验是，先将菠菜焯 1 分钟，可去除其 80% 以上的草酸。菠菜中的这些微量元素，尤其是维生素 K 有利于促进钙的利用、减少钙流失，促进骨骼健康。因此，需要补钙和预防骨质疏松症的老年朋友们，每天适量吃些菠菜豆腐汤。

89 岁刘承基学书法。刘承基教授是南京军区南京总医院神经外科的创始人，老人最喜欢的放松方式就是练习书法。刘承基练习书法时，需要指实、掌虚、腕平。书写中上指关节随着笔画顺序富有节律地运动，调节了手臂的肌肉和神经，并带动身体其他部位舒缓运动，很好地体现了"摇筋骨、动肢节"的导引健康术之内涵。

102岁老中医的健康经

高省身是武汉市一医院主任中医师。近日，102岁的高省身透露了自己的健康秘诀。

每天起床前按摩全身　每天早上起床前，高省身先把全身按摩一次：先叩齿（上下牙齿叩击）、绕舌（舌在口里面左右搅动）、转睛（眼睛左右转动）、揉目（手搓热后揉眼睛）、搓脸（反复揉搓鼻、口、耳、脸颊）、梳头（用手代梳子梳头）、鼓耳（手捂住耳朵前后揉搓）、搓揉后颈、按摩后脑各36次，然后再按摩胸、腰、腹部和腿。

高省身在按摩时重点按摩"迎香穴"和"天突穴"。他说，经常按摩迎香穴能预防感冒；天突穴位于肺的最上端，好比是肺开在体外的窗口，对呼吸道有很好的"养护"作用。

揉搓迎香　右手搓左颈，左手夹鼻搓迎香穴，左右各36次。

按摩天突　天突穴位于颈部，当前正中线上，两锁骨中间，胸骨上窝中央。把拇指或食指的指腹弯成钩状，抵在穴位上往下按压，每次81下，力度为微微酸痛为宜。一边按摩，一边做吞咽动作，将唾液吞咽下去。热敷天突也是个好的办法。把小棉布袋里面装满黄豆，然后将布袋缝紧，使用前放在微波炉里转上两分钟，趁热放在天突穴上。咳嗽有痰、咽喉肿痛的时候，可以试着按摩一下。

生姜擦背　每年头伏、二伏和三伏的当天，高省身都会用生姜擦背：生姜去皮，沿脊柱从下往上的方向搓擦，然后在脊柱两旁一寸的地方用姜搓擦，直到皮肤发热发红为止。脊柱及其两侧的肺俞穴、大椎穴、风门穴有补益肺气、宣散风寒作用，生姜辛辣刺激，用姜汁擦背可温宣肺气、疏散风寒。

每周吃3次杂粮粥　高省身基本以素食为主，最爱吃杂粮粥。糯米、燕麦、红枣、莲子、百合、红豆、黑豆、黑米、小米、玉米面、小麦粉等，每次选8～10种一起熬粥喝，每周至少要吃3次。

高省身在身体小病小恙时，经常会给自己开一些小方子吃。如果是热感冒、口干口苦、小便黄，可以吃银翘片；吃撑了吃胀了消化不好，用山楂、神曲和二芽（麦芽、谷芽）各10克当茶喝；受凉后轻微咳嗽，杏仁12克、桔梗10克、川贝6克煎水喝；排尿不畅可以用新鲜车前草煎水喝。

关幼波的健康歌

著名老中医关幼波先生生前经常向患者和身边的人推荐一首健康歌，里面讲的都是些生活小事。只要天天坚持，必然能从中获得大益。

常吃一点蒜，消毒又保健。多食一点醋，不用上药铺。多吃一点姜，益寿保安康。乱吃一顿伤，会吃千顿香。干净一身轻，

129

不净百病生。饭前一碗汤，不用开药方。每天一只果，老汉赛小伙。饭后一支烟，伤肝得胃病。多练一身功，老来少一病。练出一身汗，小病不用看。晨起一杯水，到老不后悔。一药一个性，乱服会丧命。要活一百多，心胸常开阔。

名人的健康格言

孙思邈：享年 102 岁。他的主张是"四体勤劳；节制食欲；细嚼慢咽；饭后盥漱（洗脸漱口）；睡眠充足"。

晏济元：享年 111 岁。他的格言是"质朴自然；心理健康；脑体并用；心地敞亮"。

苏步青：享年 102 岁。他的习惯是"早起喝一杯蜂蜜水；睡前喝一点酒安眠；热水泡脚；冷水擦身"。

吴西：享年 105 岁。他的格言是"老身如拇指，要粗壮，要常捏以健脑；老伴如食指，要相随，常捏可健胃；老友如中指，要知心，常捏可强心；老本如无名指，要充裕，常捏可强肝；老小如小指，要通顺，常捏可壮肾"。

张群：享年 101 岁。他的格言是"起得早；睡得好；七分饱；常跑跑；多笑笑；莫烦恼；天天忙；永不老"。

俞有之：享年 105 岁。他的长寿三字经是"夙兴跑；夜寐早；晨半饱；午餐好；晚餐少；读书妙；常看报；常常笑；莫烦恼；动为宝；忙到老；寿自高"。

健康新观念

　　女性35岁后需养肾　女性过了35岁即开始出现肝肾两虚同时偏阴虚的症状，比如眼睛发干、视物昏花、手足心热、心烦易怒、腰酸膝软、乏力健忘等。到了更年期，随着体内激素和内分泌的变化，表现更为明显。所以，女性过了35岁就应该多吃猪肉、牛肉、栗子、莲子、黑木耳、藕等滋补食品；饮食上应该清淡一些，可用玫瑰花、麦冬泡水喝；可适当吃些杞菊地黄丸，更年期女性亦可适当服用六味地黄丸。

　　适当运动对于养肾也很重要，不过要注意时间。一天当中的15时至17时为申时，此时膀胱经最旺，有利于排泄水液，泻火排毒，比较适合锻炼；到了酉时，也就是17时至19时，肾经最旺。肾在申时泻火排毒之后于酉时开始贮藏精华，此时不宜剧烈运动，也不宜大量喝水。

　　搭桥和支架不能"随意选"　何时该搭桥？何时该放支架？从血管来说，如果多根血管多处有堵塞，应该搭桥；而只是一两根血管一两处有堵塞，可以放支架；从病变来说，复杂病变首选搭桥，简单病变应该放支架。

　　胸外按压能救猝死者一命　心脏骤停，如何急救？医生鼓励所有目击者都在第一时间开始胸外按压。胸外按压要点：在胸骨中下缘，即两个乳头的连线正中处垂直按压，避免按压肋骨。迅速压，迅速放，按压频率至少每分钟 100 次，但是按一次一定要等待胸廓回缩，再按下一次。

治腰痛手术不一定是首选 很多患者认为保守治疗腰痛效果不佳，只有手术才是治本之策。其实，手术并不一定是腰痛患者的首选。只有那些经过正规保守治疗或康复治疗半年以上还不能好转，同时可能发生其他变化，并且证明不是简单的腰痛、可能存在神经损伤的患者才需要果断手术，而符合这一条件的腰痛患者只占 10%。

营养首先要吃够 很多糖尿病患者营养最根本的原则首先是到位，要吃够，第二才是合适。光讲究营养，吃得不够，无法保证基本所需。糖尿病患者一天要吃八大类，这八大类是：谷薯类、蔬菜类、水果类、大豆类、肉蛋类、奶制品、坚果类和油脂类，吃的量不必太多，但是种类一定要丰富，食品交换法可以帮助糖尿病患者做到饮食多样。比如，常见的粮食以半两为一个单位，即 25 克是一份，25 克大米可以和 25 克燕麦片交换，可以和 25 克挂面交换，可以和 25 克荞麦面交换，也可以和 200 克鲜玉米或 100 克土豆交换。

寿命与一生吃多少无关

微博上流行一种说法，称"人一生能吃 9 吨左右的食物，谁先吃完谁先走！"。对此，营养学专家认为，这种说法并没有科学依据。人的寿命与一辈子吃多少并没有直接关系。科学健康的饮食与每个人到底怎么吃，以及每日膳食组成等有关。不过，专家特别提醒，暴饮暴食，或过多摄入脂肪，或仅仅吃素，都不科学。

交大医学院营养系副主任蔡美琴教授分析说，从营养学角度来看，这要看到底吃了什么，比如：摄入的食物中碳水化合物、脂肪类、蛋白质等所占的比例是多少，这与膳食的组成有很大关系。合理营养、平衡膳食就能延年益寿。而不合理的膳食会导致代谢失调，导致营养缺乏病或代谢失调等慢性病。所以，同样是进食，过多摄入高热量、高脂肪的食物可能导致肥胖、高血脂、高血糖等疾病，而多吃健康的食物可预防疾病。

根据《中国居民膳食指南》，一个人每天摄入的动物性食物和植物性食物的比例，应各占三分之一和三分之二。既不可荤菜太多，但也不应全素，而要注意平衡。蔡美琴教授建议，对于一般成年人，每天可摄入蔬菜300至500克、水果200至400克、肉类50至75克、鱼虾类75至100克、蛋类25至50克、牛奶300毫升、大豆类及坚果30至50克、水1200毫升、烧菜用油25克、盐6克。女性可略少些，男性可略多些，老人可打个8折。

五大癌症如何预防

《2012中国肿瘤登记年报》显示，恶性肿瘤已上升至大城市居民死因第1位。早发现、早治疗肿瘤疾病迫在眉睫。

胃癌　呼气有酸臭及时做胃镜

许多消化道肿瘤的早期症状隐匿，患者自己很难发现，等出现明显症状时，往往已经是中晚期。事实上，许多消化道肿瘤的早期症状并不少，早期胃癌患者都会有不同程度的消化道或胃部症状，如上腹部不适、隐痛、饱胀感、乏力等。

因此，建议感染过幽门螺杆菌，有胃癌家族史，或常吃腌制蔬菜、烟熏食物的40岁以上人群，若经常出现食欲减退、饭后饱胀、上腹部隐痛或消瘦，特别是呼气有酸臭及蛋臭味，应及时去医院做胃镜检查。

肺癌　每年做次低剂量螺旋 CT

早发现、早治疗是肺癌治疗中最重要的环节。低剂量螺旋CT就是早期发现肺癌的"利器"。低剂量螺旋CT可以检出直径小于1厘米的微小肺癌，早期检出率高达80%。每年做一次低剂量螺旋CT筛查不会影响健康。

50岁以上，如有长期吸烟史，且吸烟指数在400年支（吸烟的年数乘以每日吸烟的支数）以上，或者吸二手烟超过20年，或者长期工作在密闭的、粉尘颗粒较多的环境中，只要满足其中两项的人，就应该每年定期进行1次低剂量螺旋CT扫描筛查。

结直肠癌　大便是自查"金标准"

80%的结直肠癌都是由大肠腺瘤演变而来的。大便的习惯和形状改变，都是结直肠癌的预警信号。"警报"的内容很丰富，如排便次数突然增多或减少，出现腹泻、大便不净等情况，大便变扁、变细或不规则等。没有结直肠癌家族史的人，最好在40岁以后每年做一次肛门指检和大便潜血试验；50岁后需要每3～5年做1次肠镜检查；有结直肠癌家族史或慢性肠炎的人，定期肠镜检查的时间应提前到40岁左右。

食管癌　吞咽困难要警惕

食管癌的发生与亚硝胺慢性刺激，饮食过烫，核黄素、维生素 C、维生素 A、烟酸、钼、锌、硒等微量元素和营养物质的缺乏有关。其中，进食过烫与食管癌的关系最大。要想远离食管癌，管住嘴是最为有效的办法。长期吸烟、酗酒，或有慢性食管炎伴随不典型增生者，是食管癌的高危人群。一旦出现吞咽食物有迟缓、滞留或轻微哽噎感，吞咽时有痛感或食道内有异物感等，就要警惕食管癌发病的可能。

胰腺癌　多吃粗粮少吃肉

胰腺癌好发于中老年人群，经济发达地区的患病率高于贫困地区，这与人们的饮食习惯渐趋西化，甜食、肉食、油炸食物摄入过多，蔬菜、水果、粗粮摄入过少有关。

胰腺癌早期没有"典型症状"。有的癌肿发生在胰头部位，患者出现黄疸；有的癌肿发生在胰体、胰尾部，起初会出现腹痛，易被当作胃病。一旦出现腹痛、消化不良、腰背酸痛或突发糖尿病、皮肤发黄等症状，建议先去肝胆胰腺外科或普外科就诊，待排除胰腺癌可能后，再去相关科室进一步治疗。

我会得癌吗？先问你自己

癌症和很多因素有关，有些因素比如年龄、性别我们是改变不了的，但许多因素可以通过自身的约束来避免，建议大家先问自己几个问题：

1. 我吸烟吗？吸烟和癌症密切相关，尤其是肺癌。如果减少吸烟或者根本就不吸烟，罹患肺癌的几率就会大大减少。

2. 我超重吗？肥胖是由于食物摄入过多或机体代谢的改变，导致体内脂肪积聚过多造成体重过度增长并引起人体病理、生理改变。现在的资料证明，肥胖和结肠癌、直肠癌、乳腺癌密切相关。

3. 我有癌症的家族史吗？癌症和遗传因素有关，但是不是父亲得什么癌孩子就一定得什么癌。遗传是一个非常复杂的生命现象。罹患肿瘤的家族，特别是家族里多个亲属有癌症病史的人，应在 40 岁后经常查体，并改变不健康的生活习惯。

4. 我吃得健康吗？许多癌症和不健康的饮食习惯相关，比如高蛋白、高脂肪饮食和酗酒会导致肥胖、肝损伤，腌制的咸菜、烤制的肉类等中也含有许多致癌物质。我们应该多食新鲜的水果和蔬菜，限制肉类的摄入，从而减少罹患癌症的概率。

5. 我运动吗？健康的体魄需要锻炼，运动可以使人减轻体重，保持充足的精力。

6. 我有癌前病变吗？许多癌症是有癌前病变的，如果及时发现、处理，就能减少罹患癌症的概率。癌前病变包括：结肠直肠的息肉、女性宫颈糜烂、炎症性肠病、消化道溃疡等。如果我们发现身体出现这些情况，应该及时到医院就诊。

问了自己这么多问题，就是要说明，保持健康的心态和生活方式，能帮助我们远离癌症。

掌中的健康密码

自己的身体状况是好是坏，手掌能告诉你一个大概。

手温高低辨寒热　对于手感辨证有四句口诀："手掌长握热到烫，多是实热炎症伤；握久反而不觉热，多是体内有虚火。手掌握着像冰块，寒气游窜体内外。若是只有手指寒，心脏血管慢循环。"意思是说，握手时感到对方手温比正常人高，尤其是越握越觉得热，提示此人患了一种实热病，多是炎症类疾患。如果一开始握手感觉有点热，但时间长了反觉得不是很热，一般是虚火，这种人易失眠多梦、心烦口干。

手感比正常人寒者，一般属于阳虚，常见于甲状腺功能低下、微循环障碍、月经不调等患者。如果主要是手掌寒，一般脾胃消化吸收功能弱一些，受凉容易腹泻。如果是手指寒，一般提示心血管循环不是太顺畅，这类人易疲劳乏力、头晕头痛。

青筋体现瘀痰毒　打过点滴的朋友都知道，输液针头都要刺入手背的"青筋"里。这些"青筋"实际上是静脉血管。如果静脉血管回流受阻、压力升高，"青筋"常常在体表凸起、曲张。对于手掌青筋辨证也有口诀："青筋出现莫慌张，仔细查看在何方。拇指根下肺气阻，中指根下心气伤。食指根下肝气滞，掌心若有肠不畅。"

掌纹提示亚健康　每个人的掌纹几乎都有走向大致相同的三条主线，也有人的主线有四条以上。主线的附近还有一些横竖交叉的掌纹，有的像"X"，有的像"十"，有的像"米"，有的像"口"，有的像"#"，还有的像"? 荣"。

一般来说"X"与"十"提示有亚健康的可能，"米"提示炎症、息肉，"口"、"? 荣"提示疾病在发展，"#"提示慢性疾患。比如中指根纹到掌根部这片区域，大致是肠胃所在的全息区域，这个位置出现"X"与"十"，一般提示肠胃可能处于亚健康状态了，比如吸收不好等。食指根部向下约一平方厘米的区域是肝胆所在的全息区域，若是出现"口"和"#"，一般提示有胆囊炎、脂肪肝、胆囊息肉的可能，或者容易发生上述疾患，应该加强预防保健。

饭后健康三部曲

明代医家龚居中在其专著《福寿丹书·安养篇·饮食》中对

于吃饭之后的健康细节有这样一段描述：食毕，当漱口数过，令人牙齿不败口香。每食讫，以手摩面及腹，令津液通流。食毕，当行步踌躇。讲述了饭后要做的三件事：漱口、摩面腹和踌躇行步。

饭后漱口防牙病　盐水茶水是知音　饭后漱口比晨起和睡前刷牙更能保护口腔。吃东西后漱口，以便清除口腔内食物残渣，保持口腔卫生，对预防虫牙、牙周病也有较好作用。盐开水和茶水漱口的效果最好。

漱口时，先将少量茶水含入口内，紧闭嘴唇，上下牙自然张开，鼓起腮帮，使液体通过牙间隙区，鼓动两颊及唇部，舌头自然摆动，使溶液能在口腔内充分接触牙面、牙龈及口腔黏膜表面。利用水的冲击力，反复冲洗口腔，尤其是牙齿缝隙及窝沟，然后吐出。戴有活动义齿者要先取下义齿再漱口。

饭后摩面又摩腹　健齿益胃通肠路　"每食讫，以手摩面及腹，令津液通流"。津液一是指水谷津液；二指唾液。食后按摩腹部，有助于促进胃肠蠕动和腹腔内血液循环，还有益于增强胃肠功能。以脐部为中心，以掌心摩腹，慢而轻柔地顺时针按摩，以腹部微微发热为度。

以手摩面就是干洗脸，摩面到脸颊部位时，唾液腺会受摩面刺激产生液体。这唾液也是人体津液的一部分。摩面方法很简单：面向正南坐，闭目凝神片刻。两手掌相互摩擦发热，以手掌按摩面部，贴着额头中部，向下平抹面部至下巴，再从侧面向上平抹至额头，以面部慢慢有热感为度。需要提醒的是，对于高血压者，从上往下按摩面部较好；低血压者，从下往上按摩面部为宜。

139

行步踌躇于饭后　精神舒畅远烦忧　俗话说"饭后百步走，活到九十九"，行步踌躇就是"从容自然"的意思。吃饭后隔30分钟左右比较适合漫步行走健身，有助于消化，促进新陈代谢，预防肥胖，改善睡眠质量。

老年人和体质较弱者，每分钟走六七十步；长距离健步走者，男性每分钟走八九十步，女性七八十步；身体素质较好的每分钟行一百二三十步。

健康六字诀保长寿

"顺"：健康跟着季节走。《黄帝内经》说："顺天时地利。"这里的"时"，指的是四时阴阳，具体说就是春夏养阳、秋冬养阴。四季的健康要符合生、长、收、藏的特点。春天万物生发，要养肝、养阳；夏天是生长时节、主养心，晚睡早起，少发怒，该出汗就得出汗；仲夏季节又热又湿，要注意养脾、化湿；秋天是收获的季节，要养肺、养阴，早卧早起，情绪须安宁，否则会伤肺；冬天讲究养藏、养肾、养阴，要多晒太阳，早睡晚起。

"静"：让心安静下来。《黄帝内经》说："恬淡虚无，真气从之，精神内守，病安从来。"大家不妨把生活节奏放慢，采取静坐、闭目养神的方式来静养身、慢养心。

"修"：修身行善烦恼少。《易经》里说："积善之家，必有余庆；积不善之家，必有余殃。"其实就是平时积德行善、豁达大度的人，能减少很多烦恼，心情愉悦。可见，修身养性，宽以待人，淡泊名利，对别人好，自己收获的将是健康、快乐和长寿。

"调"：多做深长呼吸。《黄帝内经》说，应该根据四季的变化调养精神意志，调养七情六欲。其中还强调了呼吸的调节，即"调息"，练习呼吸吐纳。建议大家平时多做深长、缓慢、均匀的呼吸。可以练习"丹田息"，鼻子吸气后，通过意念把气送到下丹田气海的位置，即在肚脐下1.5寸。然后再把气慢慢呼出来。练习"丹田息"的同时，吞咽唾沫，配合调津，保健效果更好。

"补"：有补有泻最健康。古人推崇用滋补药物调理阴阳、脏腑、气血，原则有三，一是先辨证，二是食补为先，三是补、泻结合。

中医讲药食同源，所有食物都有调理身体的作用。从味道说，酸味补肝，苦味补心，甜味补脾，辛味补肺，咸味补肾。从颜色论，红色补心，黑色补肾，黄色补脾，绿色补肝，白色补肺。

滋补要因人而异，根据体质进行合适的食补。气虚的人最要吃主食，还可喝鸡汤、吃鸡鸭鱼肉。补血可用大枣、猪肝、各种红肉。补阴气，多吃水里生的，如鸭肉、海参、甲鱼等。养阳要吃牛羊肉、鸡肉、驴肉、韭菜等。春天要养肝，多吃豆芽、豆苗、草莓、菠萝等。夏天吃点苦能去心火，要多吃夏天成熟的瓜和豆。秋天应多吃应季水果和栗子、松子等坚果，还要吃润肺的百合、藕、杏仁、白果。冬天要养藏，多吃根茎类食物，如山药、土豆、红薯、萝卜、白菜。

不能一味地补，要补泻结合。夏天要利湿，可多吃冬瓜、丝瓜、西瓜、薏仁，火气重的可吃苦瓜、苦菜，吃绿豆排火毒。秋天燥气盛，便秘、口干的人多，应多吃润燥的梨、萝卜等食物。冬天寒气重，可多吃点姜、肉桂，以驱寒气。

"固"：固精、固气、固神。

固精，就是要保护肾气，最重要的是节欲。此外还可吃养肾精的食物，包括各种肉类，以牛肉最好，还可吃山药、黄精、枸杞。

固气，一要减少耗气，少说话；二要多晒太阳，补充阳气；三要多做有氧运动，增加氧气；四要通过饮食带来水谷之气。另外，睡眠能养五脏之气，绝对不能熬夜。

固神，就要调养七情，不过喜、过怒、过思、过悲、过恐，情绪控制好了，身体才会少受伤害。

舌苔上的表象

舌苔被称为"中医的胃镜"，在生活中我们也可以通过舌苔的变化，来大致辨别身体有无异常。舌苔在正常情况下，应该是舌体柔软、淡红润泽、伸缩自如，舌面上的白苔稀薄、颗粒均匀、干湿适中，口中无异味。倘若患了病，舌质和舌苔就会相应地发生一些变化。

舌苔黄白。舌苔黏黏厚厚，覆盖有一层黄白色垢物，不易刮去，口中又有一种酸臭的秽气时，多半会胃口不好，大便干燥。这种情况主要是因为饮食过量，或进食油腻食物过多，脾胃消化功能紊乱引起的，通常称其为"积食"。此时饮食须清淡，可根据具体情况食用一些消食药品或食物，比如山楂、蘑菇、萝卜。

舌苔白厚。舌苔发白说明体内寒气过重，饮食过于冰凉和受寒后，舌苔都会发白。在日常生活中，舌苔白厚多见于身材肥胖、痰湿内盛、脾胃运化失常而导致水肿的患者。此外，高血脂、动脉硬化、高血压的患者也常见厚白腻苔。出现此症状后，要节制饮食，多吃新鲜蔬果及粗纤维食物，山药、薏米、山楂等都有很好的健脾化湿疗效。

舌苔发黑。舌苔发黑，往往与疾病密切相连，多见于慢性喘息性支气管炎、肺气肿、肺癌、胃癌、慢性肾功能衰竭等病人的舌象。

舌苔剥落或无舌苔。剥苔表明胃气不足，胃阴枯竭或气血两虚，是全身虚弱的一种表现，需补充气血增强免疫力。无苔的患者，饮食也宜清淡，不宜暴饮暴食及食用生冷、燥热及难消化的食物。多食具有健脾益胃的蔬菜、水果，如山药、薏米等，可服用健脾丸、生脉散等药物。锻炼身体，增强机体免疫功能。

老年朋友闲暇时可以做一做"舌头操"，有助于缓解高血压、脑梗死、哮喘、老花眼、耳鸣、预防老年痴呆等疾病。方法很简单，每天早晨洗脸后对着镜子将舌头伸出缩进各 10 次，然后将舌头吐出嘴外向左右摆动各 10 次即可。

紧跟人体生物钟

1点：进入浅睡阶段，易醒。此时人体对疼痛最敏感，一些小隐患会表现出来。消化道出血易在半夜（0~2点）发作。

2点：肝脏紧张工作。这时是深睡眠期，大多数器官都在休息，肝脏却是最"兴奋"的时候，分解与排出一天的毒素。

3点：血压低，脉搏、呼吸次数少。中老年人若在凌晨被憋醒，要警惕心衰的可能。

4点：猝死、中风高发。此时人体血液黏稠度增加，血流变慢，容易引发血栓。凌晨4点还是夜间低血糖的高发时刻，表现为出汗、心慌、做噩梦等。

5点：阳气升华，精神饱满。老人起床时先仰卧一会儿，睁大双眼，适应由睡至醒的交替过程。然后搓热手掌"干洗脸"1分钟。随后慢慢坐起，呈半卧位，用手指梳头100下，持续2~3分钟。

6点：血压升高，心跳加快。这时机体已经苏醒，不妨起床。晨起先喝一杯温水，促进大肠兴奋。高血压患者需在此时用药。

7点：免疫力最强。这时吃早餐最合适。老年人可晨练，如打太极拳、做操等。

8点：激素分泌旺盛。此时全身各种激素分泌旺盛，记忆力和工作效率非常高，可以整理一天的工作计划。

9点：大脑兴奋，痛感降低。

10点：精力充沛，工作积极。此时上班族可吃点水果，补充大脑所需能量。

11点：人体不易疲劳。

12点：精力十足，能量欠缺。人的全部精力都调动起来了，但需要吃午饭补充能量。午餐时间最好在11点半~12点之间。此时对酒精敏感，因此午餐时最好别喝酒。

13点：精神困倦。下午1点左右应该睡午觉，以不超过1小时为宜。

14点：精力消退，反应迟缓。尽量不要在这个时刻开会，因为效率会很低。可做些相对轻松的工作，可以喝点较浓的绿茶。

15点：工作能力恢复。适合开会、接待重要客人。久坐的人可起身扭扭腰，按摩腹部，让水滋润肠胃；或吃点零食。

16点：关节灵活，血糖升高。上班族可做做健身操，因为这时关节最灵活。

17点：喝水的重要时间。

18点：体力达最高峰。晚饭适合在下午6~7点之间吃，注意不要暴饮暴食。

19点：情绪不稳定。此时血压波动大，人容易激动，因此要提醒自己心平气和。

20点：思维非常敏捷。

21点：一天中最佳的记忆时间。上班族和学生可以在此时创作、背书，也可以泡泡脚，有利于促进血液循环。

22点：大部分生理功能趋于低潮。最好在晚十点半左右上床，能很快入睡。

23点：细胞修复工作开始。此时人体阳气微弱，逐渐进入深度睡眠，一天的疲劳开始缓解。

24点：气血处于一天中的最低值。身体各器官都开始休眠，最需要休息。

人体排毒时刻表

人体内的毒素，是由于呼吸、进食、代谢而衍生的废物，长期滞留体内形成毒素，堆积多了会在各个部位显示出来，找对时间和方法能让排毒事半功倍。

大肠不能得到很好排毒，积累到一定程度不但会长斑，甚至增加患肠癌几率，早上5～7点排便能给大肠解毒。

胃是人体最大消化器官，上午7～9点采跪坐姿势，练腹式呼吸，能增强胃动力。

中午11点～下午1点，是心脏跳动高峰期，午睡一会儿有利心脏。

小肠将水分送到膀胱，垃圾分给大肠，精华供给脾脏。下午1～5点踢踢腿，能让小肠更好蠕动。

肾脏有毒素，身体会水肿、疲倦感增加。下午5～7点扭腰刺激肾脏，起到按摩作用。

人心火随时间慢慢攀"升"，会影响睡眠。晚上 7～9 点是血液循环旺盛时期，通过拍打手肘窝能加强心脏供血能力。

晚上 9～11 点按摩人体腋窝处的极泉穴，有助于内分泌排毒。

晒太阳有三补

秋冬是晒太阳的好时候，中医认为，晒太阳有三补：一补骨头；二补阳气；三补正气。

晒太阳可促进体内维生素 D 的生成，有利于钙的吸收。对于小孩而言，晒太阳有利于生长发育；对于老人来讲，晒太阳不仅可以防治骨质疏松，还可以改善抑郁情绪。

中医有"采日精"的说法，顾名思义，就是采集阳光以生发清阳之气，驱散体内的浊气，这就是所谓的补阳气。

正气是相对于外邪来说的，晒太阳强身健体，可以增强免疫力，有利于机体对抗病邪。

一天晒三次身体棒　早晨八九点钟，太阳刚刚升起，照在身上可以活血化瘀。练习的时候，面朝东方，闭上眼睛，张开双臂，掌心朝向太阳，手指微微收拢，想象温暖的阳光洒满全身。配合深呼吸，重复这个动作，晒 15～20 分钟后，可以搓热双手、暖脸部，再散散步，有清心安神、舒缓疲劳的效果。

头为诸阳之首，五脏的精华之血和六腑的清阳之气都汇聚于此，是晒太阳的重点部位。午饭后，太阳当头，让阳光晒在头顶，温煦百会穴(位于头顶中心),晒一刻钟左右,可以通畅百脉、养脑补阳。到了傍晚,太阳落山,身体背对阳光,最好能边晒边拍打按摩,以一刻钟为宜。

晒太阳还能治病 中医讲"寒从脚下起",患有老寒腿或长期腰膝酸软的老年人,往往是阳虚体质,秋冬季节常常手脚冰冷,这种情况不妨多晒晒腿脚,有助于驱走体内寒气。同时,配合按摩小腿上的足三里穴(位于外膝眼下四横指、胫骨边缘),还能抗衰老、延年益寿。

经常腹泻、肚子疼的脾胃虚寒的人可以利用"太阳灸"来调理身体,面朝太阳,边晒边用手反复按摩肚脐、中脘穴(胸骨下端和肚脐连线中点)以及关元穴(脐下3寸处),有很好的保健作用。

40岁是健康分水岭

"40岁是健康的分水岭!"中国老年保健协会心血管病委员会主任委员洪昭光强调说,40岁前,人们胡吃海喝、以命搏钱;40岁后,如果继续透支健康,最后可能真的只能"拿钱买命"。国内专家总结出40岁后最要牢记的8个健康关键点。

1. 多吃4种食物。人到中年应尽量做到饮食均衡,除了保证规律饮食、吃饭七分饱以外,还要适当地多吃新鲜的果蔬和粗粮,少吃油炸、烧烤食品等,切忌胡吃海塞,餐餐大鱼大肉。日本一项研究发现，40 岁后要多吃 4 种食物：豆制品提高骨密度，燕麦帮助降胆固醇，杏仁有利于控血糖，每周吃 4 次深海鱼，改善高血压。

2. 赶快戒烟。烟草和烟雾中含有超过 250 种有毒物质或致癌物质，对呼吸系统、心脑血管危害极大。研究显示，40 岁戒烟能多活 9 年。喝酒一定要把握量，低度白酒最多 2 两，中度白酒别超 1 两，烈性酒要控制在 25 毫升以内，啤酒一天最多一瓶。

3. 做力量练习。人到中年，新陈代谢开始减缓，肥胖几率增加，如果不重视锻炼，患慢性病的风险将翻倍增加。40 岁后，肌肉会逐渐减少，建议每周进行哑铃、杠铃、阻力带等有助于"重建"肌肉群的力量训练，以每周 3 次，每次进行 8~10 组为宜。如果没有时间，每天散步、快走 30 分钟，同样有益健康。

4. 转变心态，减法生活。人到中年拼的就是心态，如果说年轻时积累知识、经验是做加法的话，40 岁后就要学着做减法，及时清理消极情绪。调整好工作和生活的关系，多关注自己和家人，能让人更豁达。

5. 调剂婚姻。40 岁后也要打造蜜月期，夫妻可以每年安排一次旅行，培养共同的爱好，找找恋爱时的感觉，重燃爱的火花。

6. 注重体检。除了血压、血糖等基础项目，建议 40 岁人群增加血管、前列腺、骨关节、幽门螺杆菌感染、肿瘤标记物、乳腺、宫颈、甲状腺的检查。有家族遗传病的人更要做针对性检查。

7. 开始健脑。一过 40 岁，很多人忽然发现自己容易分心、老是忘事。可以每天给大脑做做"有氧运动"，比如将时钟和台历倒置，增加观看难度；试着改变回家路线，重新认识周围环境；每隔几个月调整一下家里的布置等。另外，还要常给大脑"排毒"，通过大笑、冥想、听音乐等能让身体放松的方式给大脑解压。

8.保护牙齿。中年人更要注意口腔保健。40岁后，除了坚持每天早晚刷牙，还要每年洗一次牙。

保暖防病记住一组数字

每逢大风降温天气都是各种疾病的高发期，专家们指出，只要熟记"8、4、22、50、20"这一组数字，就能有效保暖防病。

8　身体8个部位最怕冷

鼻子——保护呼吸道戴口罩　鼻子是人体呼吸系统的"门户"，气温的大幅变化会削弱呼吸道黏膜的防御功能，不仅容易让人感冒，也会增加支气管炎、肺炎的发病几率。降温时应戴口罩。

膝部——膝关节不适戴护膝　膝部受凉会引起关节疼痛，要提醒的重点人群不是老年人，也不是有"老寒腿"的人，而是爱美的年轻女性，最好在降温时给膝关节保暖防寒，已有膝关节不适的应戴上护膝或选择膝部加厚的毛裤。

脚部——天冷穿厚棉袜毛袜　双脚离心脏最远，血液供应往往不足，天冷时最好穿厚棉袜或毛袜及保暖的鞋子给脚保暖。每天晚上用热水泡脚。

头部——冬季外出要戴帽子　从全身上下来说，头部保温最为重要，因为研究表明，气温在15℃左右时人体约1/3的热量从头部散发，气温在4℃左右时，人体约1/2的热量从头部散发。天越冷越要给头部保暖，冬季外出一定要戴帽子，而且帽子最好盖住前额。

颈部——外出一定戴好围巾　颈部受寒不仅易诱发颈椎病，还可能招致感冒、咽喉炎等呼吸道疾病，甚至诱发心脑血管疾病。因此，降温时外出一定要戴好围巾。

背部——体弱者穿件棉背心　背为阳中之阳，如忽视背部保暖，易受风寒之邪入侵，耗伤人体阳气，导致免疫功能下降。体弱之人最好加穿一件棉背心或毛背心。

腰部——降温时穿中长外衣　腰部是肾之腑，肾喜温恶寒，无论男女，降温时一定要穿中长外衣，切勿让腰部受凉。

手腕——别受凉　保暖很重要。

防病的数字还有这些：

4级　保暖抗寒人群分为4级。第1级是最应做好保暖措施的老年人；第2级是儿童；第3级指的是青壮年人群中的女性；第4级为青壮年人群中的男性。

22℃与50%　日常最好不要让室内外的温差过高，室内温度在22℃左右人体较为舒适，湿度尽量维持在50%左右。

20分钟　每天出来与冷空气打个"交道"、晒晒太阳，对强身防病有益。时间可选在10时至16时，每次20分钟左右，怕冷的人可多晒晒后背。

健康基石十好歌

管好嘴巴子——做到并坚持平衡膳食，日吃七八分饱。

称好盐罐子——按照世界卫生组织的推荐，控制食盐的摄入量，每人每日不超过 5 克。

看好油瓶子——减少烹调用油，动物油与植物油的比例达到 1：4，总量控制在每日 25 克以下。

用好粮袋子——以粮食为主食，增加粗粮的摄入，每天 300 克左右。

买好菜篮子——红、黄、绿、白、黑，瓜、果、叶、杆、茎。绿叶菜的量每天 500 克。

限好酒瓶子——每天饮红葡萄酒 180 毫升或啤酒 380 毫升。

戒好烟盒子——烟能戒就戒，实在不行，每天吸烟不超过 5 支。

把好水杯子——每日 8 杯水，排泄新陈代谢产生的废物。

动好腿杆子——日行 800 步，健身贵坚持！

调好心窝子——释放压力，笑口常开，调整好心态。

饭后半小时是健康关键

一日三餐是我们身体机能正常运转的基础，做到科学饮食、合理搭配，可以为健康加分，但若想把三餐的好处放大，就要抓住饭后半个小时的关键时间。

早餐后半小时：吃点水果，按摩膝盖。早餐后吃一点水果是对早餐很好的补充。最佳的选择是猕猴桃和草莓。另外，早餐后吃水果还可以促进消化，有利于营养吸收。吃完早饭，可以按摩一下膝盖或者敲打小腿外侧。早晨 7~9 点主胃经，胃经在中医经络里被称作"长寿经"，经过膝关节。饭后 20 分钟左右，用手反复摩擦膝关节，可以使胃经通畅，在寒冷的冬天还能驱除寒气、保护关节，是很好的方法。另外，还可以敲打小腿外侧 5 分钟，这里有人体最重要的一个穴位——足三里，饭后拍打有助延年益寿。需要提醒的是，很多老人习惯早上锻炼，但饭后半小时可不是运动的好时间。

午餐后半小时：喝杯酸奶打个盹。对于那些吃完午饭就不得不坐在电脑前的上班族来说，午饭后来杯酸奶很有必要。酸奶中含有大量的乳酸、醋酸等有机酸，能抑制有害微生物的繁殖。同时，酸奶能促进胃肠蠕动和消化液的分泌。酸奶中的酪氨酸对于缓解心理压力、高度紧张和焦虑感也有帮助。心理学家发现，中午打盹可缓解压力、提高记忆力。对于老年人来说，吃完午饭则不宜马上睡午觉，此时如果立即睡觉，可能加重心脑供血不足，出现胸闷、头晕、乏力等不适，严重者可能诱发心脑血管意外。

晚餐后半小时：做做家务、拍打经络。人体小肠开始吸收是晚饭后的 30 分钟左右，在这段时间里有意识地活动身体，可以有效减肥。因此不妨利用这段时间打扫一下房间，整理一下写字台或衣柜，或者家人之间互相按摩，都可以起到消耗热量的作用。专家建议，可以利用这段时间拍打经络，主要针对任脉，也就是小腹以上正中间的部位，有很多重要的穴位分布在此，吃完饭从上到下轻轻拍打 20 分钟，可以帮助消化、强身健体。

睡眠长短决定寿命

人一天必须要睡足 8 小时？美国抗癌协会的调查表明，每晚平均睡 7 ~ 8 小时的人，寿命最长；每晚平均睡 4 小时以下的人，有 80% 是短寿者。专家指出，不同年龄段的最佳睡眠时间是不同的，应按照自己的年龄科学睡眠。

60 岁以上老年人：每天睡 5.5 ~ 7 小时

老人应在每晚 12 点前睡觉，晚上睡觉的时间有 7 小时，甚至 5.5 小时就够了。阿尔茨海默氏症协会公布的数据显示，每晚睡眠限制在 7 小时以内的老人，大脑衰老可推迟 2 年。而长期睡眠超过 7 小时或睡眠不足都会导致注意力变差，甚至出现老年痴呆，增加早亡风险。老人最常见的睡眠问题是多梦和失眠。多梦是由于老人脑功能退化；失眠多因体内褪黑素分泌减少所致，褪黑素是体内决定睡眠的重要因素之一。专家建议，晚间睡眠质量不好的老人，最好养成午休习惯，时间不要超过 1 小时。

30 ~ 60 岁成年人：每天睡 7 小时左右

成年男子需要 6.49 小时睡眠时间，妇女需要 7.5 小时左右，并应保证晚上 10 点到次日早晨 5 点的"优质睡眠时间"。因为人在此时易达到深睡眠状态，有助于缓解疲劳。芬兰一项研究发现，睡眠不到 7 小时的男性，比睡 7 ~ 8 小时的男性死亡可能性高出 26%，女性高出 21%；睡眠超过 8 小时的男性，比睡 7 ~ 8 小时的男性死亡可能性高出 24%，女性高出 17%。

13 ~ 29 岁青年人：每天睡 8 小时左右

这个年龄段的青少年通常需要每天睡 8 小时，且要遵循早睡早起的原则，保证夜里 3 点左右进入深睡眠。平常应保证最晚 24 点上床、早 6 点起床，周末也尽量不睡懒觉。因为睡觉时间过长，会打乱人体生物钟，导致精神不振，影响记忆力，并且会错过早餐，造成饮食紊乱等。

4 ~ 12 岁儿童：每天睡 10 ~ 12 小时

4 ~ 10 岁的儿童每天睡 12 个小时是必要的，每晚 8 点左右上床，中午尽可能小睡一会儿。年龄再大一些的儿童(10 ~ 12 岁)

睡 10 小时，甚至 8 小时就足够了。孩子如果睡眠不足，不仅会精神不振、免疫力低下，还会影响生长发育。

1 ~ 3 岁幼儿：每晚睡 12 小时

幼儿每天夜里要保证 12 小时睡眠，白天还需再补两三个小时。具体的睡眠时间，可以根据他们自己的睡眠节律而定。

1 岁以下婴儿：每天睡 16 小时

1 岁以下婴儿需要的睡眠时间最多，大概每天 16 小时。婴儿的睡眠问题大多是由于缺钙、白天受惊吓、消化功能紊乱造成的；也有孩子晚上睡不好是因为白天睡觉过多。对此，家长应注意给孩子补钙，科学喂养；还需尽量保证婴儿夜晚睡眠的完整，不宜夜间频繁喂奶或换尿布，尤其是后半夜，因为小月龄宝宝在后半夜分泌激素最快。

13个方法有助长寿

美国《男性健康》网站总结了多种有利于延长寿命的生活方式，它能让你活得更健康、更幸福。

1. 用果蔬装饰餐盘。一项调查发现：日常饮食中水果和蔬菜含量最高的男性死于消化道癌的风险会低 70%。

2. 干刷牙齿。这种牙齿护理方法能将牙垢减少 60%，并将牙龈出血的风险减半。用材质柔软的干牙刷擦洗上部和下部牙齿的内部，漱口后再用牙膏刷牙。

3. 控制胆固醇摄入。胆固醇是心血管疾病的主要元凶之一，控制胆固醇的摄入可降低患心血管疾病的风险。

4. 每周都吃鱼肉。每周吃两次鱼肉，患上心脏病的风险就会降低 25%。

5. 乐善好施。

6. 每天吃两个苹果。苹果中含有大量能促进体重减轻的膳食纤维，以及有抗癌效应的化合物。

7. 把汽车后视镜调高 5 厘米。这样会让你坐得笔挺端正，改善体态，降低后背疼痛的可能性。

8. 婚姻幸福美满。不幸福的婚姻关系让人生病的风险上升 35%，预期寿命也会缩短 4 年。

9. 用锻炼赶走压力。每天只需锻炼 30 分钟就能减轻压力。

10. 睡觉前吃点樱桃。樱桃和樱桃汁是褪黑素的极佳来源，这是一种天然的非处方助眠药。

11. 每天吃根香蕉。香蕉中含有的钾能降低血压，每天吃一根就能满足人体对钾的需求。

12. 边休息边学习。苏格兰的研究人员发现：在学习新知识后静静地休息 10 分钟，能多记住 20% 的信息。

13. 坚持吃早餐。一项调查发现：每天都吃早餐能更好地保持合理体重，降低患上糖尿病、痛风等代谢病的风险。

饭后运动跟阑尾炎无直接关系

"饭后别跑，当心会得阑尾炎。"小时候，每当丢下饭碗欢快地跑去跟小伙伴们玩耍的时候，大人们总不忘在耳边"唠叨"上这么两句。事实上，直到今天，还有很多人对此深信不疑，将饭后运动视作阑尾炎发作的真凶。

要弄清这一问题，首先要从阑尾的生理结构讲起。阑尾长在回肠和盲肠交界部位，一端在盲肠上开口，另外一边是封闭的，就像是一条死胡同，消化不良时，食物残渣无法快速排出肠道，便会在肠道寄存。而这些没处去的食物，很可能会"走岔路"——错误地进入阑尾里。当这些食物残渣、粪石，甚至寄生虫进入阑尾时，会反复刺激阑尾黏膜，引发阑尾炎。

由此可见，饭后运动跟此病并无直接关系。专家表示，吃进去的食物，需要6~8个小时才能到达阑尾附近，不是随便动一动就会"掉"下去的。那么，又如何解释饭后运动引起的肚子痛呢？专家分析说，这很可能是因为饭后食物还未消化，若运动时动作幅度较大，在重力作用下肠膜受到牵拉所致。

阑尾炎虽不是饭后运动造成的，但饭后运动确有影响胃部供血，阻滞消化的可能。因此，专家建议饭后半小时到一小时再开始做些轻微的运动。特别是胃肠病患者，应在医生指导下进行锻炼。值得注意的是，阑尾炎比较典型的症状就是转移性的腹痛，一旦出现相关症状，应立刻就医。

压力和肠道

你也许不知道，压力产生的原因很可能与你的胃肠道的健康程度关系紧密。

在我们的身体里还有另一套独立的神经系统——肠神经系统，其机制实在太过复杂，因此常被人戏称为"第二个大脑"。它拥有大约 5 亿个神经元，是大鼠大脑神经元的 5 倍之多；包含了一亿个细胞，是人类大脑细胞的 1000 倍；它大约有 9 米长，从你的食道一直延伸到你的肛门。肠道也能够思考、记忆和学习，它主要负责我们下意识的活动，也即对情势或环境的直观感受。当你不能决定是否要离开一个地方或者不想在某个人身上浪费时间时，或许应该听听肠道告诉你的"直觉"。

肠神经系统嵌在肠道壁上。它既可以独立工作，也可以跟你的大脑通力合作。肠神经系统可以帮助你察觉环境中的威胁，进而影响你作何反应。

据估计，控制人类情感的五羟色胺、多巴胺以及多种让人情绪愉快的激素，95% 是在肠道里面合成的，它们并不进入大脑，但会通过益生菌对中枢系统发出信号。人类情绪的很大一部分受肠道神经系统影响，甚至，人类幸福感的体验也依赖于从肠道这个第二"大脑"向上传至大脑的信息。

当我们的肠道菌群不平衡的时候，我们的情绪也会受到影响。有研究发现，肠道细菌一旦缺席，脑部的结构和功能也随之变化。

钙有助控制高血糖

英国威尔斯研究小组发现，每天喝一品脱（约 437 毫升）的牛奶有助于预防糖尿病，研究者分析指出，这与牛奶中含有丰富的钙质有关；有一项实验提出，钙能改善人体胰岛素的分泌，降低血糖水平。因而，钙有助降低患糖尿病的风险。

钙是胰岛素分泌"通讯员"。专家表示，钙质能增强胰岛素分泌信号，从而有助改善胰岛素分泌，有利血糖控制。胰岛素是帮助葡萄糖进入到细胞内，转换成能量过程中不可或缺的激素。若胰岛素分泌不足或相对不足，则无法充分利用葡萄糖，血液中葡萄糖浓度升高，就会表现为高血糖。

当血液中葡萄糖上升时，分泌胰岛素的细胞（胰岛 β 细胞）必须先感应到因血糖升高的讯号，才会分泌胰岛素。而传达讯息给分泌胰岛 β 细胞的就是钙质，也就是说，钙质从中充当的是"通讯员"的角色。当人体内钙质不足，则"传达讯号"就弱，胰岛 β 细胞分泌胰岛素就可能不足，血糖就可能会升高；如果体内钙质充足，则"传达讯号"就强，胰岛 β 细胞分泌胰岛素就可能较充足，血糖就可能控制在合理水平。

糖尿病病人钙流失明显高于健康人。糖尿病病人血糖浓度较高，肾脏在排出过多葡萄糖的同时，对钙离子的滤过率也随之增加，日积月累，体内大量的钙会通过排尿丢失。据测定，健康人24小时从尿中排出的钙质为 $104 \pm 20mg$，而糖尿病病人却要排出 $195 \pm 106mg$。国内有学者曾对糖尿病病人与健康人的血元素钙和总钙对照测定，结果显示，糖尿病病人的血元素钙和总钙都低于健康人。

所以，糖尿病病人有必要补充足够量的钙，这样，既可以防止体内因钙元素丢失而导致骨质疏松，也可调整人体钙代谢异常，促进胰腺分泌胰岛素，调整糖代谢，并使糖耐量正常化，从而达到标本兼顾的效果。

测血压宜在清晨服药前

6月10日是"清晨血压日"。专家提醒，测血压应该在清晨服用控压药物前。对于大多数高血压患者而言，清晨醒后开始日常活动的6至10点之间血压会达到一天中的最高峰值，起床至清晨服药前恰恰是降压药物效果最薄弱的阶段，心肌梗死、心源性猝死及脑卒中等心脑血管疾病多发于这个时间段。

专家指出，很多高血压患者会在晨起服药后再测量血压，此时服用的降压药物已经开始起效，测出的血压值并不能真实反映血压的控制情况。如果患者服用的是短效降压药和所谓的"长效药物"，药效并不能持续24小时，次日清晨服药前药物浓度低，药效薄弱，常不能很好地控制血压。因此清晨服药之前测得的血压，才能真实反映当前的降压方案是否能控制好全天的血压。

专家强调，高血压患者应该在起床后半小时至 1 小时内，在服用降压药物前先测量血压。高血压病人坚持每天在清晨服药前测量血压，能更好地掌握血压在一天中的最高值，从而预测血压是否在全天 24 小时内均得到平稳控制，同时也能判断出目前所选择的降压药物是否能长效覆盖 24 小时，进而调整治疗方案。

何为清晨血压？

血压在 24 小时内是不断变化的，清晨通常是一天中血压水平最高的时段。《清晨血压临床管理的中国专家指导建议》提出，清晨血压是清晨醒后 1 小时内、服药前、早餐前的家庭血压测量结果，或动态血压记录的起床后 2 小时或早晨 6 至 10 点之间血压。如果晨间家庭血压测量大于 135/85mmHg，医院测量血压大于 140/90mmHg，就表明血压异常增高。

警惕出汗异常信号

美国《预防》杂志网站指出，更年期、压力大、低血糖等都会导致出汗异常。人们应该及时、科学地分辨汗水发出的信号。

腋下出的是"压力汗"。美国研究发现，当人承受巨大压力时，大汗腺就会促使汗水产生。由于大汗腺分布于腋下、乳晕、肛门等特定部位，因此这些地方更易出"压力汗"。出"压力汗"

时做做深呼吸，喝水、吃水果、喝牛奶也有利于缓解压力。

出"咸汗"表明运动饮水不足。运动过程中，汗水滴入眼睛感觉灼热、刺痛，汗水干了后，脸上留下白色印迹，这些都是"咸汗"（汗水盐分偏高）所致。平时喝水较多，且低盐饮食的人，运动过程中喝水不足，很容易出现这种情况。

颈后大汗淋漓当心血糖过低。由于糖尿病或者剧烈运动等原因导致血糖低于 3.9 毫摩尔 / 升时，就会出现低血糖症状，表现为大汗淋漓、发冷或皮肤湿冷，特别是脖颈后及发际线部位，有的还出现心跳加快、颤抖、恶心、头晕、视力模糊等症状。夏天人们食欲不振、睡不好觉，更易出现低血糖。

怕热多汗留神甲亢。怕热、多汗是甲亢的特征之一，此外还表现为身体消瘦、心率过快、精神紧张、大便次数增多等，严重时眼球出现突出。一旦出现这些症状应及时就医。

满头大汗可能是心脏病。突然满头大汗，甚至浑身湿透，脸色苍白或灰白，四肢发凉，并伴有心前区绞痛、肩膀放射性疼痛，应怀疑心绞痛、心肌梗死等心脏病发作的可能。

这些人小心胆管结石

胆管结石属于一种常见病。随着年龄的增长，发病率也在不断地增长。医学研究表明，胆管结石的发病与生活水平、饮食习惯、卫生条件、自身体质等因素有关。需要注意的是，胆管结石更青睐以下人群——

女性：在胆结石患者中女性占多数。原因是女性身体中雌激素水平高，会影响肝内葡萄糖醛酸胆红素的形成，使非结合胆红素增高；雌激素又影响胆囊排空，引起胆汁淤滞，这样极易形成结石。

肝硬化的病人：肝硬化患者胆结石的发生率明显高于正常人。主要是由于肝硬化病人的雌激素灭活功能降低，会导致雌激素水平较高。同时又有慢性溶血的情况，造成胆囊收缩功能低下，与胆囊排空不畅、胆道静脉、血中胆红素升高等多种因素有关。

体形超重的肥胖者：有研究显示，体重超过正常标准 15% 的人群，胆结石的发病率比正常人高 5 倍。肥胖者大多脂肪和胆固醇摄入过多，加之活动又少，易生胆结石。

饮食偏荤、偏甜及不吃早餐者：脂肪和胆固醇摄入多，很容易形成胆固醇结石；而甜食吃得过多又促进胰岛素分泌，会加速胆固醇沉积；另外，经常不吃早餐会使胆酸含量减少，胆汁浓缩，利于结石形成。

体内有蛔虫者：蛔虫感染者如果不注意饮食卫生，蛔虫就会逆流至胆道产卵或死亡，就会成为结石核心，生成结石。

具有家族病史的遗传患者：遗传因素会影响胆结石的发生。故家里的直系亲属如父母、兄弟姐妹患有胆结石，也是高危人群。

心脏瓣膜坏了，血流就乱了

大家都知道，心脏持续不断地为全身供血，是循环的泵，而要让血流方向正确，就需要"开关"（心脏瓣膜）发挥作用。一旦"开关"失灵，将影响全身，引起相关疾病。

心脏一共有四个瓣膜，分别是主动脉瓣、肺动脉瓣、二尖瓣、三尖瓣，它们分别把守着各个要害，保障血液从心脏正常输送至全身而不出现倒流。心脏瓣膜的外形像一个三叶风扇，当心脏收缩时，血流冲开阀门，流向全身各处；当心脏舒张时，阀门关上，三个叶瓣紧紧闭合，防止血液倒流。如果瓣膜狭窄，血液流动时受到的阻力就大，会影响全身的供血；如果瓣膜关闭不全，血液会反流回心脏，影响心功能。

以前心脏瓣膜坏了，只能开胸换瓣。开胸换瓣手术要将心脏与周围组织剥离开，手术风险和损伤较大。现在，已接受过传统手术的患者和身体耐受能力较差的老年患者，可选择创伤小、恢复快的"经导管主动脉瓣置换术"。

专家提醒，人们如果发现有胸闷、心慌、呼吸困难等症状，应尽早到医院排查，如果确诊是心脏瓣膜出了问题，建议在医生指导下选择合适的治疗方式。

"五问"认清房颤真面目

6月6日是"中国房颤日"。中国脑卒中发病率逐年升高，其中一个重要原因，是房颤患者对所患疾病了解有限，尤其对潜伏在房颤背后危害性极大的脑卒中这只"猛虎"，存在认知盲点。专家回答"五问"，让你认清房颤真面目。

一问：心悸、心慌是病吗？房颤，通俗来讲就是心房颤抖。房颤患者的心房就像生了"抖抖病"，每分钟颤动的频率高达300~600次。这种极不协调的"乱颤"，会使心房丧失有效的收缩功能，导致心悸、眩晕、晕厥、气短、胸闷等症状出现。房颤具有一定的隐匿性，心悸、心慌可能是房颤初期的主要症状。

二问：房颤是小事吗？当心房颤动的时候，收缩功能就会减弱，血液瘀滞在心房，极易形成血栓。如果血栓随着血液进入脑部血管，则很容易堵塞在血管的狭窄处，阻断脑部供血，导致脑卒中的发生，这就是大家常说的"中风"。房颤是脑卒中这头"猛虎"的诱饵，会使脑卒中的风险提高5倍，而且房颤相关性卒中比其他病因引起的卒中危害更严重，具有致死率高、致残率高、复发率高的特点。据调查，房颤引发的中风，30天内的死亡率能够达到25%，一年内的死亡率则高达50%。

三问：房颤引发的脑卒中能预防吗？抗凝治疗是降低房颤患者中风发生率、死亡率的直接措施，也是房颤患者的首要治疗策略。不少人以为阿司匹林是预防血栓形成的"首选"药物，事实上，阿司匹林是抗血小板的药物，对动脉粥样硬化导致的血栓效果较好，而房颤导致的血栓主要是凝血因子在起作用，阿司匹林的预防效果有限。《心房颤动抗凝治疗中国专家共识》更推荐达比加群酯等这类作用于凝血因子的口服抗凝药物。

四问：什么样的抗凝药管用？几十年来，临床上常用的传统抗凝药是华法林。因为种种因素，华法林在中国的使用率一直很低。随着医药科学的发展，一类新型口服抗凝药诞生了，如达比加群酯、利伐沙班、阿哌沙班、依度沙班等药物，它们预防心房颤动所导致的中风疗效与华法林相当或者优于华法林。新型口服抗凝药比华法林安全性更佳。

五问：选服抗凝药需注意哪些事项？在选择房颤抗凝药物时，应当严密观察出血征兆，定期监测肾功能。此外，房颤患者在服用抗凝药的时候可采取一些小技巧，如用整杯水服下、与食物同时服用等，以减少消化不良、胃肠道不适等症状的发生。

65岁以上测测少肌症

生活中常见到步履蹒跚、行动缓慢的老人，在很多人的观念中，老年人的这种状态是很正常的。但实际上，这是一种综合性肌肉退行症状，我国通常称为"少肌症"。日常生活中，老人可以通过以下三种方式对是否患有少肌症做简单预测。

观察步态：年龄在 65 岁以上的老人，如果常规步速小于 0.8 米 / 秒，要警惕"少肌症"。具体方法：用计步器或手机软件计算自己走 100 米所花的时间，然后计算出每秒的步速，即可知晓。

观察体重：65 岁以上老人，年体重下降 5%，应警惕。

观察肌群：老人眼眶下陷、肩胛骨突出、拇指向手背并拢处的骨间肌变平，也是肌肉流失的表征。女性双臂平展，大臂部有明显的皮肤松弛下垂，俗称"蝙蝠袖"，就是肌肉衰减的典型征兆。

但并不能以此就确诊少肌症，对"少肌症"的诊断，有比较严格的标准，一般要同时满足两条：全身骨骼肌重量小于同性别年轻人群平均数的 2 个标准差；4 米长的步行测试，步速低于每秒 0.8 米。

红紫蓝黄白　新眼病困扰现代人

现代生活方式带来了哪些新眼病，我们又该如何防治？专家将我国眼科新疾病谱形象地以 5 种颜色来表述。

红——糖尿病视网膜病变。与眼睛血管相关的疾病都可纳入红色，如高血压引起的视网膜中央动脉阻塞、静脉阻塞、眼底出血，特别是糖尿病引起的视网膜病变导致的眼底出血、血管病变尤其应早诊治。

紫——病理性近视。近视眼如果发展成高度近视，眼轴拉长，会给眼睛造成病理性损害。这时，眼睛上会出现葡萄肿，所以用紫色来代表这一不可逆的致盲性眼病。

蓝——青光眼。青色代表蓝，青光眼急性发作时表现为眼睛胀痛、剧痛、眼压高，24 ~ 48 小时可完全失明。70% ~ 80% 的青光眼不疼不痒，是不可逆致盲性眼病。

黄——老年黄斑变性。人到了一定年纪看东西扭曲变形，以为是老花眼，没有引起关注，等发现是得了老年黄斑变性再去治疗时，可能已经失去了很好的干预机会。

白——白内障。白内障是与年龄相关的疾病，居我国致盲因素之首，75 岁以上老人患病率高达 91%。

有很多原因可以导致我们失去光明，如交通事故、意外伤害、青光眼、白内障、糖尿病等。如果我们平时多注意视觉健康，80% 的致盲性疾病可防可愈：

糖尿病患者：除了关注血糖，不要忽视眼科检查。

高度近视眼患者：近视眼患者要尽可能减少近距离阅读和工作，别发展为高度近视；如果进入高度近视，要积极配合医生，别发展为病理性近视。

青光眼患者：青光眼大多数没有症状，但也有早期表现。比如，感觉家里电视机的色彩越来越不行了；原来是远视眼，到了 50 岁、60 岁，总觉得在黄昏时眼胀、头痛，睡一觉就好一些，可能就有青光眼了；走路，别人走过去挺通畅，你过去了，不是撞了板凳就是撞了桌子，说明视野可能已经受到影响了。有这些症状，应主动到医院查一查眼睛。

老年黄斑变性患者：可以到医院眼科要一个测量老年黄斑变

性的表格回家看，如果觉得这些方格出现变形，可能是黄斑有问题了。

白内障患者：白内障手术是目前眼科最成熟、最高科技的手术，手术时间 5~10 分钟，第二天患者的视力可达到 1.0。

咳嗽会把肺咳破吗

咳嗽是人体清除呼吸道内的分泌物或异物的保护性呼吸反射动作，只要气道内有痰或其他异物均可引起咳嗽。每个人都有过咳嗽的经历，但大部分人都不会出现把肺咳破，因为我们的肺泡就像一个个小气球一样，肺泡壁具有很好的弹性和韧度，即使剧烈咳嗽也不易把肺泡咳破。但随着年龄增大，肺泡壁逐渐变薄，且其韧度增加而弹性减弱，尤其是有长期大量吸烟史并发肺气肿、慢性支气管炎、慢性阻塞性肺病等患者，肺泡壁变薄，弹性减退，且部分病人有肺大泡，而正是这些病人恰恰有慢性咳嗽，就可能在剧烈咳嗽时把肺给咳破了，导致气胸。

如何知道自己把肺给咳破了呢？当你剧烈咳嗽后，突感胸部某处剧痛，随后出现胸闷进行性加重，原来能控制的药物效果不佳，这时就需注意了，你很可能是把肺给咳破了。这时你需要安静，切记勿躁动、勿爬楼梯、勿干体力活等费劲的事。因为这样会加重你的氧气消耗，使你缺氧更为严重，从而加重气胸。你应该做的事是采取健侧卧位（即发生突发胸痛的一侧朝上，未发生胸痛的一侧朝下的侧卧体位），然后，让人送你到医院，让医生给你进一步确诊。

肠道不健康易发慢性病

中国疾控中心营养所研究员何丽说,健康的消化系统依赖"好细菌"战胜"坏细菌"形成平衡状态。"好细菌"包括乳酸菌、双歧杆菌等，"好细菌"能够抑制胆固醇的吸收，从而降低人们罹患高血压、高血脂、高血糖等代谢综合征的风险。人体所需约99%的营养物质在肠道内吸收,同时有90%的毒素在这里被排出。压力、疲劳、抗生素的使用、不好的饮食习惯等都有可能打破肠道内菌群的平衡。

肠道健康，才能少得慢性病。中国健康教育中心推出肠道健康知识手册，向公众推荐 10 条保持肠道健康的建议。

1. 在控制食物总能量的基础上，少食多餐，不要错过早餐，深夜不大量进食；

2. 食用富含膳食纤维的食物，每天吃 1 斤蔬菜和半斤水果，经常进食全谷物和豆类；

3. 每周吃鱼 3 至 5 次；

4. 减少摄入脂肪含量较高、盐多油腻和煎炸的食物；

5. 保持健康的体重；

6. 选择食用瘦肉；

7. 每天喝 1500 毫升至 2000 毫升饮用水，减少饮用含有咖啡因、酒精和糖含量高的饮料；

8. 养成细嚼慢咽的习惯；

9. 经常锻炼、不吸烟、不酗酒；

10. 适当摄入含有益生菌的发酵乳产品。

疾病防治

小伤口千万别挤，12小时内处理

广州庄先生买了一条鲈鱼，不慎被一根小鱼刺刺伤，因伤口未得到及时处理，导致病菌扩散，下肢化脓性坏死，不得已在50小时后接受了截肢手术。

医生指出，致病原是嗜水气单胞菌，这种病菌致病力很强，短时间内可造成多脏器的功能衰竭。嗜水气单胞菌主要存在于自然界的各种水体，也就是说在我们日常生活接触的水产品中较多。这种病菌毒力强，毒力因子有溶血素、组织毒素、坏死毒素、肠毒素和蛋白酶等。常引起鱼、蛙等感染，也可感染人，常见的是引起肠炎。但如果被带菌水产品刺伤或伤口污染该菌，病菌就可能侵入血流，导致严重的败血症，甚至可危及生命。

医生指出，这样的病菌感染完全是可以避免的，例如在处理海鲜前不要盲目徒手解决，戴好手套并准备好相应的处理工具。若没有把握处理，最好在买的时候让卖家清洗处理干净。如果不慎刺伤你的是活海鲜，一定要及时就医，确保万无一失。即使小伤口也不要忽视。

平时在日常生活中，很多人被蚊虫叮咬、海鲜刺了以后习惯性喜欢"挤"，其实这是一种错误的处理方式，很可能挤压导致组织里的病菌进入血流造成败血症。

正确的处理方式是：首先用消毒水消毒，比如常用的聚维酮碘、酒精等。如果没有消毒水，也可以暂时用流动的清水及时冲洗伤口、止血包扎。但要注意的是：伤口如果出现红肿疼痛一定要立即去医院处理，不能拖延，更不要随意挤压，伤口的最佳处理时间是 12 小时以内。

保护牙齿需提前20年

专家指出，至少 80% 的人不懂得如何正确地护理牙齿，导致每十个人里就有八个患牙病。要想老了不缺牙，需要提前 20 年就保护。

要像鸡毛掸子"掸灰"那样刷牙　刷牙的目的有两个，一是清洗牙齿，二是按摩牙龈。适合的牙刷要求刷毛应该是经过磨毛处理的软毛、刷头较小、有弹性。正确的刷牙手势分为两种：第一种是拂刷法，刷牙的时候要像鸡毛掸子掸灰一样，顺着牙缝竖刷，刷上牙时要从上往下，下牙则是从下往上。第二种是巴氏刷牙法，首先需将牙刷刷毛表面呈 45 度角斜放并轻压在牙齿和牙龈的交界处，轻轻地做小圆弧的旋转，上排的牙齿从牙龈处往下刷，下排的牙齿从牙龈处往上刷，如此反复。

40 岁起需对牙齿定期维护　据上海市的一项调查，80% 左右的市民都患有牙周炎，而牙龈出血就是牙周炎的症状之一。牙周炎是造成老年人缺牙最危险、最主要的因素。牙结石则是牙周炎形成的主要原因之一。

人们应提早 20 年就开始防范老年缺牙。60 岁以后就会开始出现牙齿松动、掉落等现象，所以 40 岁开始就要定期进行维护。首先，需要选择正确的牙刷。其次，选择合适的牙膏。例如患有牙周炎的人应选择含有中草药成分的牙膏；牙齿过敏的则应选择防酸的抗过敏牙膏；老年人要预防蛀牙，可选择含氟牙膏。再次，吃完任何东西后需马上漱口。此外，定期洗牙十分重要，最后一点就是不要抽烟。

四招防倒牙

咀嚼生茶叶　生茶叶中含鞣酸，可使牙本质小管的蛋白质发生凝固，从而减轻牙本质过敏（倒牙）症状。方法是将干茶叶放在牙齿的过敏区轻轻咀嚼。此法适用于牙齿的咬合区牙本质过敏。

咀嚼生核桃仁　生核桃仁中也含有大量鞣酸，它可以使牙本质小管中的蛋白质凝固，从而起到脱敏作用。

用生大蒜反复涂擦　大蒜素具有抗菌消炎作用。用生大蒜反复涂擦牙本质过敏区。

用脱敏牙膏刷牙。

护牙法则　活学活用

只有正确地刷牙才能保护口腔和牙齿的健康，活学活用下面的护牙法则，才能给予牙齿最好的呵护。

10分钟　餐后护牙黄金档　牙科专家表示，在我们大快朵颐半小时后，口腔内的食物残渣就会开始分解发酵，产生酸性物质。因此，餐后10分钟应该尽快漱口，不给细菌滋生的机会。此时，最好不要急于刷牙，因为在酸性的口腔环境下，刷牙只会增加牙齿的机械性磨损。所以，最好待一小时后口腔回到中性环境再刷牙才是明智的选择。

200克　读懂爱牙力学公式　恰当的刷牙力度能够有效去除口腔细菌，并且给予牙齿适当的按摩。而过大的力度会破坏牙齿表面的保护膜。正确的刷牙力度为100~200克的力，相当于一个橘子的重量。

70%　牙签退役牙线上阵　牙签的尖头即使看上去很细，但是经常使用还是容易使牙间缝隙增大。而牙线不仅柔软还很有韧性，可以在牙缝间穿行自如，可以带走70%左右的牙菌斑。

36℃　刷牙多用温水　凉水的长期冷刺激容易让潜伏已久的牙病发作。比如，早期的龋齿、牙周炎等极易在冷水刺激下引发疼痛、牙龈萎缩等现象。用凉水刷牙是护齿大忌。专家提醒，一定要用温水，即35℃~36℃的水刷牙，而且温水刷牙还可有效减少牙刷刷毛对牙龈的刺激，避免牙龈出血等。

挤牙膏别蘸水

据日本东京牙科医院仓治院长介绍，大多数人刷牙时，习惯性地先把牙刷蘸湿了再挤牙膏。但事实上，刷牙是不可以这样的。如果牙刷是湿的，挤上牙膏后，就很容易起泡沫，嘴里有了太多的泡沫，人就感到已经刷了很长时间的牙，认为可以结束了。而这时，牙齿还未真正被刷干净。

仓治还说，牙膏本来不是用泡沫来洁净牙齿，而是靠里面的清洁成分和牙刷与牙齿的摩擦。摩擦越细微、时间越长，则刷得越干净。牙刷不蘸水，挤上牙膏慢慢刷，渐渐出些细微的泡沫，牙膏的清洁成分才能被发挥到最大。

拍手也健身

手上有数百个穴位，拍手时可以振荡气脉，而且能够把体内的阴寒和污秽之气从十个手指的尖端通过拍手排出去。拍手功可以预防和治疗许多急、慢性病，如感冒发烧、头痛、鼻塞、流鼻涕、咽痛、咳嗽等。

实心掌拍手功：这种拍手功必须用最大的力量来拍手。方法是将十指张开，两手手掌对手掌、手指对手指用力拍击。它的优点是打击面最全、刺激性最大，所以治病强身的效果最好；缺点是练习时所发出的声音大，只适合在空旷之处练。

空心掌拍手功：将手掌弓起，拍手时手指仍应张开，拍下去时，只有拍到手指尖及手掌的边缘部分，第二指节、第三指节以及掌心部分拍不到。因为缩小打击面，所以效果会差一些，但只要拍手时间长一点即可。

拍手健身可选择多种姿势。坐姿拍手：适合在家里做。站姿拍手：适合在公园锻炼时做。边走边拍手：适合爬山或散步时做。原地踏步拍手：适合在家中及户外做。

观眼察疾病

眼皮　医学上称为眼睑、胞睑，正常肤色为微黄丰润，无下垂、水肿、结节、糜烂等，睑结膜红润。由于眼皮对应五脏中的脾，脾虚、脾热等会引起眼皮出现异常症状。

胞睑肿胀　皮色光亮，不红不痛不痒，多属脾肾阳虚、水汽上泛，预示可能患慢性肾病。

眼皮糜烂　为脾胃湿热上蒸，易患急慢性胃炎、胃溃疡、胃出血。

上眼皮下垂　多由脾虚气弱所致，中老年人出现此症状应警惕中风。

眼角　正常为内、外两眼角血络红润有光泽。由于眼角对应心脏，心功能异常会引起眼角红肿、硬结、流泪等。

硬结　触之有硬结，多为心火上炎，易患失眠、心悸、心律不齐等病。

流泪　常无故流泪，多见于老年人，由肝肾两虚、精血亏耗所致，易骨质增生、尿失禁、前列腺肥大。

眼角红肿　肝火炽盛而致，应警惕黄疸、带状疱疹、急性肝炎等。

白睛　即白眼仁，正常为色白而润泽，无突出、出血及颜色改变。白睛对应肺，若肺阴虚、肺火旺会引起白睛形态及颜色的改变。

白睛有出血片　是动脉硬化，特别是脑动脉硬化的信号。

白睛有小红点　是毛细血管末端扩张的结果，是患糖尿病的征兆。

白睛有稍隆起的淡黄色斑块　多见于中老年人，一般表明血液黏度偏高。

黑睛　正常为色清而有光泽，黑睛对应肝，肝胆湿热、肝火上炎等会使黑睛生翳或视力、视野发生异常改变。

黑睛翳障　黑睛表面微隆起，状如豆腐渣样，多由肝胆湿热所致，预示黄疸、急性胆囊炎、胆绞痛等疾病。

预防骨质疏松三招

骨盆运动：平躺，屈膝，双脚平放于地板上。保持正常的背部曲线，不要拱背。然后收紧腹部肌肉，上提骨盆，同时保持背部与地板水平，保持 5 秒钟，然后放松一下，重复 10 次。做此动作时，要避免使用腿部和臀部的肌肉。功效：增强下背部及腹部肌肉的力量。

膝关节伸展运动：保持坐姿，背部垂直，手置于大腿上。收腹，双眼平视前方，然后缓慢绷直一条腿的膝盖，同时将脚跟离地数寸。做该动作时不要耸拉着上身或者弯腰驼背。保持该姿势数秒钟，同时自然呼吸，放松，然后还原到开始姿势。每条腿重复进行该动作 5 ~ 10 次。功效：增强大腿肌群力量。

小腿伸展运动：站立，将身体斜靠在墙上，一条腿向前、向后甩腿，全身向墙的方向倾斜，加强小腿的伸展力度。保持这个姿势 20 ~ 30 秒，然后换另一条腿重复上述动作。此动作每日 10 次。功效：增强小腿肌群、跟腱以及大腿下侧肌肉力量。

银屑病会引起肺部疾病

银屑病是一种慢性、反复发作、以表皮细胞过度增殖为特点的皮肤病。发作时患部奇痒，因此患者经常用手抓挠。由于抓挠时刺痒加剧，于是越痒越挠，越挠越兴奋，最后导致心跳和呼吸加速。抓挠时一般皮肤是裸露在外的，于是被抓挠脱落的皮肤碎屑被大量吸入呼吸道，带有病菌的飞沫碎屑就会黏附在呼吸道甚至是肺泡上。由于反复吸入，使这些病菌长时间停留在那些部位，如遇外感内邪，便会发展成病灶，使病情不断加重。据调查，80%以上银屑病病人的气管和肺部经常被感染，从而导致咳嗽和哮喘。

为了预防呼吸系统感染银屑病菌，患者发病时要及时到医院就诊，按照医嘱坚持用药。发生瘙痒时不可裸露皮肤抓挠，要及时涂药或洗澡，以免吸入飞扬的皮屑。

老花眼人群年轻化

老话讲："花不花，四十八"，可如今有些人刚三十几岁，就开始老花眼了。医生表示，近年来老花眼的人群越来越年轻。

中青年老花眼的原因主要有三：一是长期用眼、户外运动少、视觉疲劳得不到缓解、晶体弹性过早减弱所致；二是饮食上很精细，少食粗粮；三是工作繁忙，身体处于亚健康状态。

从原理上讲，人们之所以形成老花眼，是因为眼睛本身的调节作用在改变。年轻时人的眼睛就像傻瓜相机，可轻易自动对焦，年纪大时眼睛就像是手调对焦相机，看远近不同的东西对焦变得费力。随着年龄的增长，调节力不停下降。

容易提早老花眼的人群为电脑工程师、老师、秘书、会计师与银行职员等，生活习惯皆为需要长时间使用计算机、经常阅读和从事文书工作的人，而运动员、户外工作者就相对很少。

医生提醒，老花眼重在预防。要注意让眼睛多休息，并多吃蔬菜、水果以补充叶黄素。外出活动时，要戴太阳眼镜以避免紫外线伤害，并注意定期到医院查眼。

自我按摩法两则

平揉法　其动作要求是先用手掌按住治疗部位的皮肤肌肉，然后手掌向左右、上下方向按摩，或者做圆形摩动。由于连续平揉的刺激，可引起局部组织的酸麻或酸困等感觉。这种良性刺激不仅能够直接促进血液循环，而且能使刺激信号传入神经中枢，神经中枢再发出调节信号，做出生理上的机能调节，从而加强机体抵抗疾病的能力。平揉法的作用，主要是放松身心、缓解疲劳、调节脏腑功能。一些功能失调性疾病，比如失眠可选择平揉后背脊柱两侧，颈项不适可平揉后颈部位，慢性腹泻、腹胀可平揉腹部肚脐周围。每次做 10 分钟，每天 1 次。

捻揉法　以拇指和其余四指相配合，提起局部的皮肤，轻轻捻揉后放下，反复操作。有通经络、活气血、止疼痛、治麻木等效果，适用于治疗肩、肘、腕、膝、踝等关节的肿胀疼痛。比如治疗肩周炎疼痛，可在肩部周围各处做捻揉动作；治疗咳喘、胸闷，可选择在胸背部各处进行捻揉。每次 10 分钟，以达到局部发红发热，自我感觉舒适为宜。

前额有十字形纹最健康

皱纹也能预示健康和疾病。专家建议，大家可以对着镜子，从脸上的皱纹了解自己的身体状况。

1. 眼周弧形"笑纹"：这种皱纹是肌体内结缔组织弱和听力可能下降的迹象，可能有痔疮。

2. 眼睛下面半月形皱纹：是肾、膀胱和心脏有病的征兆。

3. 鼻梁的十字形皱纹：不排除脊柱或肾脏有严重病变的可能性，有这种皱纹的人脊柱通常会变形。

4. 右脸比左脸的皱纹深：可能是肝脏不好。

5. 前额上的皱纹不连贯，呈波浪状：这样的人会出现心绪不宁，可能患抑郁症。

6. 紧挨着鼻梁的前额上出现明显的十字形皱纹：这种人很健

康，很少生病。

7. 从鼻子到唇边出现的长皱纹呈斜线：心脏可能不好。

8. 颧骨上出现镰刀形皱纹：脚上可能有病。

9. 下巴下面的"猫爪形"皱纹：皮下脂肪层被破坏。

10. 颈部侧面有呈斜线的皱纹，且低而短：这种情况可能会有胃部不适。

11. 嘴角有小皱纹：有胃病的特征。

12. 嘴上面、鼻子下面有皱纹：这种情况是激素活动弱的迹象。

13. 下巴和下唇之间出现皱纹：可能有痔疮。

肘痛要分清病因

当手臂用力不当，或者过于劳累，即易导致肱骨外上髁部位、桡侧伸肌腱附着处的慢性劳损，以肘部疼痛、腕和前臂旋转功能障碍为特征，此病即俗称的网球肘。治疗肘痛，以自我按压疼痛局部的阿是穴（即疼痛最为明显处）为主。另外，根据不同的原因，则配合采用不同的治法。

一是以肘部疼痛得温痛减，遇劳加重，不能旋臂，提物困难等寒湿症状为主者，则配合选用局部热敷、温灸等治法。

二是以肘痛昼轻夜重，持物无力，伴头晕目眩、耳鸣、腰酸膝软等症状者，属于肝肾亏虚型。治疗上要配合补益肝肾之法。

可选用首乌茶：取制首乌、熟地、鸡血藤各 15 克，放入杯中加入开水冲泡后代茶饮用。此茶有补益肝肾、养血活血、止痛之效。

颈椎病人锻炼有"红灯"

长期坚持锻炼对预防颈椎病、防止复发有着重要意义。但是锻炼并非人人皆宜，如果有下列特殊情况则应亮"红灯"：发热高于 38℃ 以上；静息状态下脉搏 100 次以上；舒张压高于 120 毫米汞柱并有自觉症状；收缩压低于 100 毫米汞柱并伴有自觉症状；心功能不全，伴有心源性哮喘、呼吸困难、心源性水肿或胸腹水；近期发生了心肌梗死者；严重心律不齐；在安静时即有心绞痛发作；体质特别虚弱等。

此外，对于颈椎病术后病人，因恢复和愈合的基本条件之一是局部制动和稳定，故在术后 3 个月内忌做颈部体操和锻炼，尤其是行颈椎植骨融合或人工关节植入术后的患者不宜做颈部锻炼。

需要提醒的是，在颈椎锻炼时应避免超负荷运动，以免加速颈椎的退变进程，同时要防意外的发生，尤其是脊髓型颈椎病患者。

牙痛 症结可能不在牙

三叉神经痛患者由于常常表现为上下颌、颜面部痛甚至牙疼，口腔医生有时也难以鉴别，导致很多被误做拔牙处理，经多番治疗后无效才被转诊到神经内科。

三叉神经痛的病因主要有两类，一类为原发性，其到目前仍难找到真正原因；第二类属于继发性，即从三叉神经自脑桥发出至支配面部皮肤感觉的通路上受到病变的刺激、压迫而产生三叉神经痛。三叉神经痛发病率达到普通人群的千分之一，这个比例已经非常高了，更多见于中年女性，或与人体内分泌水平有关。

及时鉴别牙疼和三叉神经痛对于临床治疗非常重要，可根据以下几种方法简单自鉴：1. 如果服用普通的止痛药后，牙疼不见好转，则可排除是牙周等炎症性的疼痛，而是神经疼痛；2. 在检查过程中，如果没有发现龋齿、牙周炎等相关炎症，牙齿却依然疼痛难当，则有可能是三叉神经痛或者肿瘤所引起；3. 从疼痛表现来看，牙齿炎症、慢性疼痛一般会表现出持续性的疼痛，而典型的三叉神经痛在发作时则是闪电般的剧烈疼痛，通常持续几秒钟，每天发作几次，让人难以忍受。

总体而言，三叉神经痛是一种三叉神经分布区出现的反复发作的阵发性疼痛，三叉神经三个分支分布在额部、上颌部、下颌部的皮肤以及上下齿龈。

好血管是练出来的

美国的一项研究显示，周围动脉疾病患者只要坚持每天在跑步机上走 6 分钟，就能改善他们的耐力和生活质量。研究者分析，规律的锻炼能促进血流，有利于腿部肌肉更好地摄取氧气。

对于周围血管疾病的锻炼方法，专家给大家推荐了一套血管锻炼操，具体动作如下：

动作一：仰卧在床上，双腿伸直放平，缓慢向上抬高 45 度，坚持 2 分钟，腹肌力量差的，也可单腿交换抬高，各坚持 2 分钟，有利于帮助血液从四肢回流到心脏。

动作二：端坐床沿，双小腿下垂 2 分钟，这有助于心脏向下肢供血。

动作三：再仰卧于床上，双腿伸直放平，双足"勾脚"、"绷脚"、"向内"、"向外"等连续运动 2 分钟，这样有利于下肢肌肉运动，以增强心脏与下肢血管的循环功能。

以上每组动作做 2 分钟，三组为一套，每次做两套，每天做 1 ~ 2 次。坐起时动作要缓慢。

漱口时要鼓腮

每天早、中、晚饭后应及时漱口，以便清除塞在牙缝中间的食物残渣。如果你吃了诸如橘子、山楂等较酸的食物，或者黏牙和比较容易使牙齿变黄的咖啡等，也要及时漱口。

对于口腔健康的人来说，漱口时用自来水或凉白开即可。但如果牙齿过敏或有牙周疾病，应该选择20摄氏度的温水。倘若你的口腔或咽喉有了炎症，还可以用淡茶水、苏打水和盐水反复漱口，能有效缓解症状。此外，历代医书中也有记载，药物含漱可以清热解毒，香口去秽。如用金银花、野菊花、薄荷、麦冬等煎水漱口，就是不错的选择。

还需要指出的是，漱口动作要领也有讲究。很多人在漱口时习惯让舌头上下左右来回转动，起到刷洗的作用，或者是仰面以求更彻底地清洁靠近喉咙部分。其实漱口最重要的动作是鼓腮，其他动作居于次要。正确的方法是：每次含10～15毫升清水，紧闭口唇，通过鼓腮，让清水到达口腔的各个部位，进行有力的冲刷后吐出，反复三次即可。

痛风，"果糖"也会惹祸

许多人都知道，为了降低诱发痛风的危险，减少体内尿酸，应该限制进补高嘌呤食物。可是，据相关研究表明，一次性摄入大量果糖含量丰富的甜饮料或水果，也可能让痛风卷土重来！

果糖为何与痛风"沾亲带故"

果糖是饮食中糖的重要来源之一。如果对不同种类糖的甜度（甜味高低）加以比较，蔗糖是 100 分，葡萄糖 74 分，乳糖只有 16 分，而果糖高达 173 分。短时间内摄入大量果糖，在体内分解过程中，会产生尿酸，导致痛风发作。

果糖也属高热量物质，其代谢方式与葡萄糖并不相同，这种"另辟蹊径"更易增加脂肪，影响嘌呤代谢，成为诱发痛风的重要因素。

同时，果糖可能抑制瘦素和胰岛素的分泌与利用，如果摄入过量果糖，食欲不但不会下降，反而想吃更多东西，更不利于减肥。

哪些"果糖食物"需特别关注

果汁甜饮料 最新研究表明，市面上销售的各种果汁甜饮料，是果糖最丰富的来源之一，痛风患者应谨慎饮用。一般患者每日不超过 500 毫升，如果伴有肥胖、体重超标，应再减量。

蜂蜜　蜂蜜虽然营养价值较高，但果糖含量同样丰富，达 70%，痛风患者必须节制食用。

水果　水果营养素丰富，在人们生活中不可或缺，正常进食不会威胁健康。只有过于"嘴馋"的人，一次性大量摄入果糖含量高的水果，才可能诱发痛风。

● 富含果糖的水果应谨慎选择。苹果、梨以及芒果等热带水果含果糖较多，一次性或经常大量摄入这些水果，如每天超过 1 千克，可能增加痛风风险。

● 有些水果是果糖的"隐性来源"。柑橘、桃、李、杏等含蔗糖较多，分解代谢后将有一半转化成果糖，也需加以关注。

● 含糖量低的水果相对安全。草莓、柠檬、杨梅、桃等含糖量较低，相对来说令人放心。

很多痛风患者认为，既然摄入果糖存在风险，以后再也不吃水果了。其实，中国居民膳食指南推荐成人每天吃水果 200 ~ 400 克，这其中的果糖含量是很少的，不用过分担心。

心血管病人服药要测听力

有关链霉素、庆大霉素等氨基糖苷类抗生素可致耳聋的事实已经广为人知了，然而许多非抗生素药物也能引起耳聋却鲜有人知，特别是治疗心脏病、高血压常用的利尿剂和 β 受体阻滞剂导致的耳聋。

药物所致的耳聋多在用药后 1 ～ 2 周出现，逐渐加重，耳聋多双侧对称，从高频听力损失开始，渐向低频扩展，少数人会继续恶化，至全聋，耳聋多伴有耳鸣，加重患者痛苦。利尿剂导致的耳聋发生率为 7%，如利尿酸、丁苯胺酸、氯噻酮等，往往在使用较大剂量时才发生耳损害；而速尿对听力的损害则较为隐匿。这些药物致聋多为可逆性的，早期停药后听力可恢复，但肾功能不良或与氨基糖苷类抗生素合并使用则会造成永久性耳聋。β 受体阻滞剂也有不可忽视的致聋毒性，如心得平、普萘洛尔（心得安）、美托洛尔（美多心安）等，以及周围血管扩张剂肼苯哒嗪等，致聋同样是可逆性的，及时停药听力多可恢复。

为了预防药物性耳聋的发生，首先，患者要按医嘱服药，不可随意加大药量；第二，避免和氨基糖苷类抗生素合用；第三，定期监测，半年或一年测测听力；第四，用药期间如出现高音调耳鸣、耳胀、耳聋、眩晕、恶心、步态不稳等现象应及时停药；第五，可同时服用维生素 B、C，泛酸钙等保护内耳。

声音变化是疾病的信号

"中医讲究'望闻问切'，其中'闻'就包括听一个人的声音。"如果平时声音都属正常，但一段时间内突然出现以下变化时，则提示你要多关心自己的健康了。

1.音调音高突然变化，可判断病变的寒热虚实。发声高亢，洪亮有力，多属实证、热证，表示人体正气充足，或阳热亢盛，机能活动亢奋，如心肝火旺等；发声低怯，细弱无力，多属虚证、寒证，表示人体正气虚衰，或阴寒凝滞，机能活动衰减，可见于脾肾亏虚。

2.语音重浊，说话时声调沉闷而不清朗，如在室中言。多因外感风、寒、湿邪或内有痰湿困阻所致，提示肺部发生疾病。

3.声音嘶哑或不能发声。如果是突然发作，多属于实证，常因外感风寒、风热或痰浊之邪，客喉袭肺，肺气失宣所致。此谓"金实不鸣"。而久病音哑或失音，渐渐加重，多属虚证，常因肺肾阴虚，虚火灼金，津枯液涸，喉失濡润所致。此谓"金破不鸣"。

4.语无伦次，说话颠三倒四，伴神志不清、声音高亢，多为热扰心神所致。常见于热病。

5.口吃或说话不利落，但是神志清楚、思维正常，多因风痰阻络所致，常见于中风先兆或中风后遗症，需要特别引起注意。

有暇常做面部操

当感到疲劳时搓一搓脸，不仅面部舒服，而且眼睛也明亮些，会有一种神清气爽的惬意。

搓脸时的轻重依自己的感觉而定，但宜稍重一些；搓脸时的速度以每秒一次为宜；每日搓脸 3 ~ 5 次，每次不少于 5 分钟。如搓脸时双肩酸软，可休息一会儿再进行，直到脸上有热烘烘的感觉为止。干性皮肤的人在搓脸时手法不要太重，速度也不要过快，以免搓伤皮肤。

此外，中老年朋友还可以做一做"脸部运动"，嘴巴最大限度地一张一合，带动脸上全部肌肉以至头皮，进行有节奏的运动（一次张合约 1 秒），直到觉得脸部与头皮微微发热为止。做过脸部运动以后，感到睡意全消、头脑清醒，一天都思路敏捷。

呼吸影响点穴疗效

时下，很多"老寒腿"患者到中医师那里去点穴治疗，有的人腰腿痛减轻效果明显，但有的人就不明显。这是什么原因？其中有一个最容易被医师和患者都忽视的原因，就是呼吸对治疗效果的影响。

据专家介绍：呼吸影响点穴刺激的治疗效果很少有人知道。事实上，在呼气时点按穴位，其刺激的传导较吸气时强，可达到更好的治疗效果。这是因为吸气时，肌肉收缩而僵硬，此时即使指压穴位，患者也仅仅是感到局部疼痛，而点穴刺激在经络上的传导作用并不太强。而在呼气时，由于肌肉松弛而柔软，此时指压穴位的刺激，不仅患者局部疼痛感较轻而且刺激沿经络的传导作用较强，因此能成为非常有效果的点穴刺激。因此，患者在接受点穴治疗时，要注意以呼气配合点穴者刺激穴位。

挤压小腿缓解偏头痛

偏头痛患者可以按摩腿部经络，以激发身体的自愈潜能，缓解头痛症状。

进行挤压小腿的练习，有利于经腿部的 6 条经络气血高速运行，促使下肢的血液回流到心脏和大脑，缓解身体供血不足或不畅的状况，因而能够有效缓解偏头痛。

准备事项：找一个高 30 厘米左右的椅子（其他物体也可，只要高度相当），坐在 1/3 处，保证两脚与肩同宽，两小腿与地面垂直，小腿与大腿夹角成锐角。双眼微闭，嘴巴轻合，注意上下牙齿不要接触。

操作细节：双手抱住左小腿，两个拇指推挤左腿背面小腿肚，其余四指按压左腿侧面肌肉边缘。挤压的节奏要慢，挤压次数在百余次为宜。左腿挤压完后换右腿，方法同上。左右腿均做完后，再用双手交替拍打左右小腿肚。然后站立，用手搓脸、拉耳、轻揉太阳穴，各做十遍。做以上动作时，身体一定要处于放松状态。

伤筋动骨三分治七分练

骨折患者的康复应该是"三分治七分练"，复位、固定仅仅是骨折康复治疗的第一步，其后的科学护理、功能恢复性锻炼也是康复重要环节。

一些骨折如脊柱、肩部、肋骨、骨盆、髋部等骨折患者需要长期卧床。在家静养期间，要根据患者的病情采取不同的体位卧床，白天每2小时、夜间每3至4小时翻身一次，同时按摩其受压部位避免出现褥疮。要鼓励患者深呼吸后用力咳嗽，便于痰液排出。病人宜多喝水，每日应摄入2000毫升以上水分，增加排尿量，清洁尿道，预防感染。

在骨折早期阶段，即骨折后1至2周内，功能锻炼应以肌肉的舒缩活动为主，肌肉尽最大力量收缩，然后放松，同时未被固定的其他肢体包括健肢和关节也应加强活动，原则上骨折部位上下关节暂不活动。

骨折中期阶段即骨折两周后，则遵照医生的指导，在健肢的帮助下进行手足及骨折部位的上下关节活动，以防肌肉萎缩和关节僵硬。

在晚期阶段，外固定物已经拆除，是康复治疗的关键时期，应通过锻炼促进关节活动范围和肌力的恢复。

从"人中"看身体状况

健康人的人中是整齐的，位置正中，人中沟清晰匀称，颜色黄里透红。

如果人中狭长、沟道窄细，或中细下宽、人中短缩、颜色灰暗，一般心脏都不会太好，易发作心绞痛。

人中颜色发红，尤其靠近嘴唇处发红，显示热邪侵入，体内有瘀血。

人中颜色发黄，表明脾胃虚弱，如呈土黄，则脾胃虚寒，可能有慢性病。

人中沟肌肉松弛，则表明脾肾虚弱，气血不足。

人中色青，则内里有寒湿，女同志可能痛经，男同志可能睾丸有问题。

人中颜色时青时黑，表明肝肾可能有病。

人中颜色暗绿，可能有胆囊炎、胆绞痛。

人中颜色淡白，可能有慢性溃疡性结肠炎。

人中颜色发黑(此黑与肤色黑不同)，说明寒症重，可能有生殖泌尿系统疾病。

红肿热痛　才是类风湿关节炎

专家介绍，类风湿关节炎患者对冷更加敏感，冬天由于天气阴冷潮湿，人们保暖不注意诱发的类风湿关节炎比较多见，类风湿关节炎除了关节疼痛外，另一个重要特征就是出现关节的红肿热痛。如果单纯是关节疼痛，可能就不是类风湿关节炎。

据介绍，类风湿关节炎的患者一般会感到关节疼痛、压痛、僵硬、肿胀，早晨起来还有晨僵现象。而且类风湿关节炎一般是手关节最易发病，患者的手甚至会变形；上下肢关节出现病变的也比较多，有的膝关节病变的患者甚至站不起来，脚部关节发生病变的甚至会影响走路。患了类风湿关节炎后提倡早诊断、早治疗，其治疗也与一般的关节疼痛治疗不同，除了止痛治疗外，还需要使用非甾体类抗炎药、激素、抗风湿药等。

对症使用止咳糖浆

有些儿童一咳嗽，家长就去药店买几瓶止咳糖浆，下面介绍几种常见的止咳糖浆的适用范围：

1. 非那根止咳糖浆：用于呼吸道感染引起的咳嗽咳痰及过敏性咳嗽，有镇咳、祛痰和抗过敏作用；

2. 复方右美沙芬糖浆 (速立糖浆)：有止咳祛痰作用，用于各种呼吸道炎症引起的咳嗽咳痰；

3. 小儿联邦止咳露：为复方可待因糖浆，用于各种剧烈咳嗽、咳痰及过敏性咳嗽，有镇咳、祛痰和抗过敏等复合作用；

4. 蛇胆川贝枇杷膏：润肺止咳，祛痰定喘。用于肺燥所致的咳喘。痰清稀的时候要谨慎使用。

还需要注意的是，止咳糖浆的用量是很有讲究的，应严格按照产品说明书或遵医嘱，而不是像很多家长给孩子喝止咳糖浆那样没个量。

脚后跟痛用毛巾拉伸

美国脚踝外科医生学会建议，健身时穿上合适的运动鞋，有利于保护足弓和脚跟。穿上运动鞋的时候，脚的这两部分都要感觉舒适。如果感觉不合适，那么可以垫上合适的鞋垫。脚后跟疼痛一旦发生，可在上床前，用冰块冰脚底。然后每天做拉伸运动2 ~ 3次：席地而坐，光脚，膝盖绷直，用毛巾挂在脚趾上，后拉，每组 10 下，动作可反复。

为了避免健身导致跟腱疼痛，最好对健身计划作适当调整，运动量安排应该一张一弛，高强度运动与低强度运动相结合。

"洗肠"防病不可信

近期洗肠的人数明显增加，其中尤以白领居多。白领由于工作原因，往往生活没规律、吃得油腻，造成体内毒素增多。因此，他们想通过洗肠排毒防治疾病，使自己保持身体健康。

针对这些白领定期洗肠的做法，专家指出：洗肠一定要严格按照医生的要求。因为正常人肠道中有正常菌群，它们之间相互依存、相互制约，形成了对人体起着天然防御屏障作用的生态环境。如果因洗肠引起肠道菌群混乱，会导致肠道功能紊乱，引起腹部胀气、腹泻等症状。在正规医院，洗肠是一种医学专业治疗，其适应征需要由医务人员严格把握、严格控制。因为对于一些患有疾病的人，如肠粘连、肠扭转等疾病患者，洗肠不慎会导致肠穿孔。

专家还提醒人们：洗肠并不能代替正规的医学治疗，防病治病、包治百病的广告宣传不可信，那些患有肠道疾病的人，如慢性肠炎、肠道肿瘤等疾病患者更不能指望通过洗肠来控制病情。

5种解压法未必真解压

饱餐一顿

　　流行观点：情绪不佳时吃一顿大餐，通过味觉改变情绪，让心情快乐起来。误区：这种快乐是短暂的，而且事后你会因为浪费很多钱而内疚。所以，当你想喝上一杯啤酒，吃上一个冰激凌或者想吃一顿大餐让自己感觉愉悦时，最好先想想是否真能快乐。事实上，后果只会让你更加沮丧。

放自己一马

　　流行观点：很多时候情绪不好是自己跟自己较劲，所以对自己宽容一些，心情会好起来。例如当你感到沮丧的时候，你可能会对自己网开一面："我今天不想跑步了，我想休息一下。"误区：事实上，在情绪低落的时候改变自己的生活习惯，纵容自己，放松自己，会使你的决心松垮，此时坚定自己的习惯和决心，会增强你的自尊和自控力。

关闭电话

　　流行观点：关掉电话，给自己一点时间安静一会儿。误区：研究表明，不论性格内向还是外向的人都能从与人交流中获取快乐。与朋友和家人的通话可以让你转移注意力，忘掉烦恼，获取更多的快乐。

发泄你的糟糕情绪

流行观点：坏情绪要释放出来，憋在心里对身体不好，也不能让情绪好转。误区：研究表明并非如此。在你发怒时，发泄愤怒只会让你更加狂躁，对于脾气暴躁的人来说，可能是火上浇油，甚至可能把已经过去的事情重新挖掘出来发泄。有时候保持沉默也是不错的方法。

穿着睡衣放松

流行观点：宽松的衣服没有束缚感，能让你的心情轻松起来。误区：如果你昏昏欲睡，无精打采，穿上睡衣只会让你感到更糟糕。穿上你最喜欢的衣服、鞋子，会让你感到无论今天多么糟糕你都做好了充分应对的准备。

其实，任何流行的方法都不是通用法则，只有适合自己的才是让自己快乐的办法。

腰腿痛患者的自我手法治疗

自我治疗的手法分以下 4 个步骤：

1.捏跟腱：跟腱就是俗称的懒筋，位于足跟的后上方。在床上用两手的拇指和食指的中节稍用力分别捏两侧跟腱，以能耐受为度，捏 20 至 30 下即可。

2.推小腿：如果是小腿后面麻木疼痛，就推小腿肚儿；如果是小腿外侧麻木疼痛，就推小腿靠小脚趾的那一侧。方法是坐在凳子上，用掌根或大鱼际由上向下保持压力向下推，局部可以涂按摩乳或隔着一层软布，推 20 至 30 次。

3.点穴：第 1 个穴位在坐骨结节 (臀沟中央能摸到的骨头尖) 和股骨大转子 (胯骨外侧突出的骨头) 连线的中点。第 2 个穴位是大腿后方中央。第 3 个穴位是在小腿肚中央。第 4 个在内踝的后方。跪在床上，用中指或拇指轮流按压穴位，以有酸麻胀感为佳，每个穴位点 1 分钟。

4.抖腿：站立时，用健侧腿持重，患侧放松，手掌按在大腿后方左右抖动肌肉 1 至 2 分钟，然后坐下，微屈膝关节，手掌按在小腿后方，左右抖动肌肉 1 至 2 分钟。抖动要连续、流畅、自如。

冬季腰椎间盘突出症易高发

冬季腰椎间盘突出症高发主要原因有，寒冷刺激会使周身血管收缩，血液运行缓慢，使间盘内压力改变；因寒冷人体肌肉紧张度增高，椎旁肌收缩导致椎间盘所承受的压力增大，间盘因负荷加大导致退变加速；雨雪天气多，因外伤导致急性间盘突出可能性很大。

糖尿病可能令大脑功能退化

加拿大研究人员说，糖尿病可能会使大脑反应迟钝，对各年龄段成年人的反应速度和执行功能造成影响。反应速度和执行功能被认为是认知功能的重要组成部分，执行功能包括集中注意力、利用新信息解决问题和经过思考回答问题的3种能力。

肠道患病者贫血勿忘"食补"

炎症性肠病患者出现营养不良很常见。原因有三：首先，进食后往往出现腹痛、腹泻、黏液血便等症状，不少人抱着"与其吃了有害，不如少吃或不吃"的想法，不敢吃东西。还有的患者则因为切除了部分肠段或造瘘等，消化吸收的面积有所减少。此外，病变部位的渗出、出血，也不断丢失血液和营养成分。因此，科学"食补"很关键。

一般来说，凡是煮熟煮透的肉、鱼、米糊或面糊，煮过的水果和蔬菜，都是肠道病患者能够耐受的食物。饮食的种类要多样化，涵盖面包、蛋卷、果酱、蜂蜜、肉类、禽类、鱼类以及奶酪等。如果几天后无任何不适，则可以添加新的食物。每 2~3 天添加一个品种。如仍无问题，表明能够耐受，可以继续添加更多的新品种。要注意营养摄入除了热量 (无体力活动者 1 天约 1200 大卡) 供应以外，必须强调蛋白质摄入。

食物加工时必须做到煮透、煮烂，烹调要简单化，少用或不用无营养价值或有刺激性的色素、香料和调味品。烹饪好的食物应当以半流质和流质为主。炒菜类大都不适合于患者，对于生的、半生的、腌制的、酿造的、粗糙的、辛辣的、油炸的、油腻的也需退避三舍。

不是所有的喘都能用喷雾剂

急性左心功能衰竭，是一种常见的内科危重急症，病人出现的胸闷、咳嗽、气喘等症状与哮喘很相似，多数病人及家属不懂，便像平时一样，使用平喘气雾剂。这种见"喘"就喷的方法不仅无益，反而有害。

因为发生急性左心功能衰竭的患者，大多有冠心病、风湿性心脏病、先天性心脏病、心肌炎等病史，引发的哮喘被称为"心源性哮喘"，这种"喘"与支气管哮喘截然不同。

病人由于左心功能衰竭，左心室无力把血液泵入大动脉，左心房的血液又不能流入左心室，使肺部血液难以流回到左心房，而右心室却仍将血液不断地泵到肺部，这样一来，血液在肺部淤积而引起肺水肿，影响肺部的气体交换，进而导致机体缺氧。这时如果使用平喘气雾剂或舒喘灵等平喘药物，只能扩张支气管，对肺水肿毫无作用。不但救不了衰竭的心脏，反而会引起轻度心脏兴奋，促使心跳加快。这对于已经衰竭的左心室来说，无疑是雪上加霜，严重的会导致死亡。

常见病多久能好

感冒。得了感冒要多喝水、注意保暖、饮食清淡。有流鼻涕、嗓子疼、咳嗽这种症状时，可以适当服用些感冒药减轻状况，体温超过38℃时需要注意退烧。不管用不用药物，感冒痊愈时间都差不多，一般需要4～5天，有时也可能1个星期。

骨折。俗话说，"伤筋动骨一百天"，其实骨折的愈合时间根据部位、伤势的不同而不同，像手腕骨折一两个月就能好，小腿这样的下肢骨折3个月可能都好不了。

皮外伤。对一般的小划伤、擦伤，自己在家把伤口上的脏东西清洗干净、再抹上红药水消毒。注意减少伤口的活动并保持其清洁干燥，1～2星期就能好。

麦粒肿。麦粒肿是睑腺的急性炎症，如果及时用抗生素并加上热敷的话，快则两三天，慢则1个星期就能好。

急性肠胃炎。大多是由吃了不洁、变质食物引发的。如果没有发高烧、血白细胞明显升高，大便中也没有红、白细胞，可以口服一些补液盐来缓解脱水。急性肠胃炎一般一两天就可痊愈，病毒性的也顶多需要1个星期。

给血尿把脉

血尿并不是病名，而是许多疾病中的一个症状。出现血尿时，患者可根据以下情况，大致判断一下疾病的种类及严重程度。

1. 血尿伴随膀胱刺激症状（尿频、尿急、尿痛），尿不尽，排尿时尿道有烧灼感，下腹部膀胱区有下坠感，不伴有寒战或发热，在女性可能是急性膀胱炎、急性尿道炎。

2. 若伴有腰痛、寒战和发热，则可能是急性肾盂肾炎。

3. 若发生在老年男性，可能是急性前列腺炎。膀胱刺激症状经抗生素治疗后，未能奏效而伴有终末血尿，应考虑为泌尿系统结核。

4. 血尿伴有一侧腰部阵发性剧痛，可能为肾或输尿管结石。

5.血尿伴有腰部损伤病史，可能为肾或膀胱挫伤而引起血尿。

6.无痛性全程血尿，有些老年人无明显诱因突然出现肉眼血尿，并不伴有任何其他症状，应当警惕泌尿系统肿瘤。

降压别担心增加脉压差

"老年人高血压治疗最大的误区就是不敢降血压！"我国著名心血管专家胡大一教授指出，现在很多老年患者，因为担心舒张压降得过低而在治疗上缩手缩脚，这是错误的。

胡大一介绍，老年高血压患者往往是收缩压高，舒张压正常或者降低，这主要是血管硬化的缘故。他指出，过去有种说法，即要将收缩压降下来，而不能降舒张压，说是怕两者差距太大，导致脑卒中，以至于很多病人不敢吃降压药。胡大一表示，只降收缩压、不降舒张压的药是没有的。所有降压药对收缩压和舒张压的降幅是不同的，收缩压降低几十毫米汞柱，舒张压可能才降低几个毫米汞柱，因此担心脉压差(即收缩压与舒张压之差)增大的顾虑是不必要的。

老年人降压，应该多关注收缩压。并且，收缩压降下来以后，随着血管弹性的改善，舒张压还有可能增高。

泡脚把握"一三五五"原则

泡脚是日常生活中最普通的事，也是很有学问的事。

泡脚把握"1355"原则

每天1次，每次30分钟以内，水温50℃左右，泡完后晾5分钟，这是泡脚的基本原则。如果在泡脚时适当地加以按摩，效果会更好。如果不会按摩穴位也不要紧，只要两脚互相搓动或用手搓洗也有一样的效果。

用吹风机吹干趾缝能防脚气

冬季泡足是很舒服很享受的一件事情，但是很多脚趾很胖的老人却喜欢泡完脚之后匆匆用毛巾擦干，就钻进被窝或者穿棉拖鞋，脚趾之间长时间不透气，很容易滋生细菌，引发足癣。所以用毛巾擦干脚上的水后，还应该晾5分钟，避免细菌滋生。趾缝间隙小，最好用吹风机吹干。

泡脚后要做好保湿护理

老年人皮肤油脂分泌减少，每天泡脚也会流失水分和油脂，容易引起足跟皲裂，所以每次泡脚后一定要涂抹橄榄油或凡士林软膏，预防皲裂。

身边致癌物分五级

美国"男性健康"网站对我们身边一些可能含有致癌物的物品由轻到重、从 1 到 5 进行了危险分级。

致癌的化学物质：苯乙烯

代表物品：聚苯乙烯泡沫塑料容器

危险等级：1 级

苯乙烯是一种致癌物，会对人体 DNA 造成破坏。聚苯乙烯泡沫塑料就是由苯乙烯制成的。预防措施：塑料本体底部或包装上标注材质代码为 6 号 PS 的即为含有聚苯乙烯。远离这些制品，包括一次性咖啡杯和杯盖。避免在含聚苯乙烯塑料材质的容器中加热食物。

致癌物质：甲醛

代表物品：无皱衬衫

危险等级：2 级

甲醛能让无皱衬衫看起来挺括利落，但它可能对人体健康造成威胁。有证据显示，甲醛会导致鼻腔癌和呼吸系统肿瘤。预防措施：尽量选普通衬衫，如果穿无皱衬衫，在第一次穿之前宜彻底对它进行清洗。

致癌物质：1,4- 二氧六环（二恶烷）

代表物品：洗衣粉

危险等级：3 级

2011 年，世界环境组织发现洗衣粉中潜伏着致癌物 1,4- 二氧六环。预防措施：选用具有环保性能的洗涤剂，学会阅读洗衣粉的成分标签，标明聚乙烯、聚乙二醇、聚氧化乙烯等成分的都可能含有 1,4- 二氧六环。

致癌物质：丙烯酰胺

代表物品：油炸薯条、薯片和炸面包圈

危险等级：3 级

当富含碳水化合物的食物，如薯条、薯片及面包圈等，在高温下加热时，常会释放丙烯酰胺，它会导致人体 DNA 突变，从而增加患癌风险。预防措施：烹饪时油温和时间都要掌握好。如果实在想吃油炸食品，不要把食物炸成褐色。

致癌物质：亚硝胺

代表物品：烟草、腌肉

危险等级：4 级

烟草的生长、加工和燃烧过程中都会生成致癌的亚硝胺化合物。此外，热狗、腌肉及腊肉中的亚硝酸盐会和胃酸发生反应，生成亚硝胺。预防措施：应彻底戒烟。此外，还应当少吃腌制肉制品。

致癌物质：砷

代表物品：糙米

危险等级：5 级

美国的一项调查发现，某些品牌的糙米中砷的含量超过了精制的白米。砷会降低人体修复系统功能，所以当细胞受损时，DNA 无法恢复原状，容易癌变。预防措施：煮饭之前用清水将糙米漂洗干净，淘洗时水和米的比例至少为 6 ∶ 1。

气味与中毒

急性中毒居我国全部疾病死因的第五位，可损害人体器官和组织，引起功能性或器质性病变。

当人体中毒发生时，身上往往就会散发出一些特殊的气味。这些气味通常来源于皮肤、黏膜、呼吸道分泌物、胃肠道的呕吐物和其他排泄物等。不同的中毒类型会产生不同的气味，这些气味有助于辨别中毒类型。

当您发现自己及他人身上出现异常气味时，应想到有中毒的可能。

秋梨膏不能当饮料喝

冬天寒冷干燥，经常出现感冒咳嗽。因此，有些人的案头便摆上了一瓶秋梨膏，像饮料一般随冲随喝，但是秋梨膏并不是适合所有人喝，更不能当饮料喝。

秋梨膏是以白梨（如鸭梨、雪花梨）为主要原料，配以其他止咳、生津、润肺的药物，如生地、葛根、麦冬、鲜藕、贝母等熬制而成的膏剂。临床上常用于治疗热燥伤津所致的肺热烦渴、便干燥闷、劳伤肺阴、咳吐白痰、久咳咯血等呼吸道病症。因为秋梨膏的主要原料梨是凉性的，其他药物也都是凉性的，所以脾胃虚弱、手脚发凉、大便溏泄的人最好别吃秋梨膏，以免虚寒症状加重，更容易腹泻。即便是易上火、大便干、咳嗽的患者也不要当饮料喝，应适可而止。

有人以为服用秋梨膏越浓越好，直接饮用最好，事实上秋梨膏糖分很高，渗透压很高，直接饮用会刺激口腔及咽喉黏膜，所以直接饮用不是最佳办法，饮用时取一两勺，用温开水化开服用，才是最好的方法。

雾霾天如何保健康

PM2.5 是如何突破人体自身健康守卫的关口、成为危害人体健康的隐形杀手的呢？在严重雾霾天气情况下，人们应该如何做好健康防护工作？

PM2.5 对人体有何危害　PM2.5 进入呼吸道，刺激并破坏气管黏膜，导致气管黏膜杀灭病毒、细菌和抵抗它们进入肺部组织的功能下降及气管黏膜的排毒功能下降。在这种情况下，原本身体健康的人群可能会出现咳嗽、气管炎等症状。患有哮喘、慢性支气管炎、慢性阻塞性肺病等呼吸系统疾病的人群则会造成肺部感染，引起气短、胸闷、喘憋等不适。对心脑血管疾病等慢性病患者更是有较大的破坏力，如会增加心脏病患者的心脏负担，诱发脑梗死等。颗粒吸入量不断增多，进而损害到肺部，损伤呼吸系统及其他系统。糖尿病患者因自身抵抗力较弱，更易患感冒。

首都医科大学附属北京世纪坛医院呼吸内科专家表示，细颗粒物 PM2.5 等空气污染物是呼吸道和心血管疾病的重要风险因子。

应尽量选择戴专业口罩　在雾霾天，如果外出，应尽量选择戴专业口罩，医用口罩都是经国家正规批准，有许可证的。市面上的口罩，还是谨慎选购为好。医学口罩主要分为三类，分别是医学防护口罩、外科口罩以及 N95、N99 口罩。这三类口罩的结构有三层，最外层是防溅，中间是过滤，最内层是防潮。这些医用口罩对于预防呼吸道疾病还是有效的，而市面上的棉纱口罩则只具有防尘作用。

每天应开窗 10 至 20 分钟　许多人认为雾霾天气就要紧闭门窗的观点是错误的。一方面，每个人外出回到家中时都会携带许多微生物和细菌，如果不开窗通风，屋内的微生物和细菌含量将逐渐累加，甚至多于室外空气；另一方面，如果家中有流感患者的话，则更需每日对室内空气进行换气、流通。对于开窗时间，专家建议每天 10 至 20 分钟即可。

少吃刺激性食物多吃梨　由于大雾天气压较低，高血压和冠心病患者不要剧烈运动，避免诱发心绞痛、心衰。平时有晨练习惯的人，最好将室外的晨练转移至室内。同时，雾天饮食要尽量清淡，少吃刺激性食物，多喝水；可以多吃滋阴润肺的梨、百合、枇杷、莲子、萝卜等。痰多、咳嗽者可多吃白萝卜；内火旺盛的人可食用绿豆，而百合、荸荠用来煮水食用效果都不错。

大蒜和葱都有杀灭体内细菌的作用，因此雾霾天气和流感高发季节如果每晚能生吃少许大蒜，将可有效预防流感。

警惕四大发胖危险期

人生有四个发胖危险期，只要在这四个阶段密切关注自己的饮食状态、生活状态和运动状态，就能够较好地控制体重，缓解发胖带来的诸多综合病变。人生发胖"危险期"四个阶段为：

工作头 3 年。20 到 30 岁之间其实是最需警惕的长胖年龄段，主要原因是走出校门后，吃得好动得少，工作时间长，运动时间减少，摄入多、消耗少，会迎来第一波发胖高峰期。

婚后头 2 年。结婚以后，无论是男性还是女性，都会因为生活趋于安顿稳定，食欲大增，这样体重自然而然增加。女性婚后 2 年时间往往处于怀孕高峰期，丈夫在"分享"孕妇的美食过程中，也容易发胖。

40 岁左右。随着事业相对稳定，生活条件改善，精神愉快，以及在外应酬不断增多，很容易就会进入到自己的"快速发胖期"。

50 ~ 65 岁之间。女性为更年期，男性则为退休前后。这主要是因为随着人体进入老年阶段,体内各项激素分泌相对不平衡,各种能量的摄入和消耗迅速增加,加上上了年纪之后,活动范围相对减少,导致人体呈现快速发胖的势头。

防水湿六法

传统医学认为,多水、多风,人体很容易遭受水湿的侵袭,而诱发风湿性关节炎、肩周炎、湿疹、支气管炎、结肠炎、高脂血症、糖尿病、脂肪肝、胃炎、泌尿系感染等多种与水湿有关的病症。因此,要从防水湿、祛水湿入手,避免水湿的侵害,达到减少疾病、延年益寿的目的。

鲫鱼陈皮祛湿汤 小鲫鱼2条,去鳞及内脏,在油锅里炸至两面微黄。另起汤锅,放入800毫升开水,然后放入鲫鱼、陈皮10克、生姜5片及食盐,小火慢炖10分钟即可。隔天食用1次,连食2周。对脾虚湿盛引起的慢性腹泻、肠易激综合征等病症有很好的疗效。

蚕豆炒莴笋防水湿 鲜蚕豆60克,莴笋1根去皮切丁,放入开水锅中焯至断生。炒锅烧热后加适量植物油,放入蚕豆、莴笋和彩椒半个(切小块),加入食盐炒熟即可(蚕豆一定要熟透)。每日食用1次。蛇年常吃蚕豆炒莴笋,不但可有效预防水湿,还有助于预防老年痴呆、高脂血症、骨质疏松等老年病。

海带冬瓜消水肿 冬瓜200克(保留皮),洗净切成约1厘米厚的片；将泡发好的海带 50 克，洗净切成片，放入砂锅中用小火慢炖 20 分钟后，加入冬瓜以及少许虾米、胡椒粉、食盐，再炖 15 分钟即可。海带冬瓜汤不仅有助于防治风湿性关节炎、湿疹、水肿等湿邪引发的疾病，而且健康人在湿气偏重的蛇年经常服食，也大有益处。

双山防湿长寿泥　山药 500 克，削皮后洗净、切片，在锅内蒸熟，趁热碾压成泥。鲜山楂 5 个，洗净、切碎，放入锅中加 150 毫升水，烧开煮 5 分钟，用水淀粉勾芡，浇在山药泥上食用，每周 3 ~ 4 次。双山防湿长寿泥特别适合水湿引起的高脂血症、高血压、动脉硬化、冠心病等心血管疾病的患者食用。

木瓜鸡丁避湿邪　鸡脯肉 100 克切成丁，裹上少许淀粉和蛋清，放入锅中翻炒至快熟时，加入木瓜半个 (去皮切成丁)、鲜豌豆 30 克，翻炒 5 分钟后食用，每天 1 次。木瓜鸡丁非常适宜患有风湿性关节炎、肩周炎、老寒腿、腱鞘炎等关节疾病的人在蛇年食用。

薏仁赤豆除湿粥　薏苡仁 50 克、赤小豆 30 克，洗净后浸泡 4 小时。将锅中 1500 毫升水烧开，放入薏苡仁和赤小豆，小火慢炖半小时即可。每天早餐食用。两种食材合用，祛水湿、排毒的功效更强，对湿疹、脚气、牛皮癣等多种和水湿有关的皮肤病有很好的效果。

在家测血压有八步

中国医学科学院阜外心血管病医院高血压诊治中心副主任吴海英呼吁，家庭测血压可靠性更强，高血压患者应该选择在家内自测血压。自测血压能真实反映患者清醒状态某段时间的血压水平。初诊或需要改变治疗方案的高血压患者可连续 7 天在家测量血压，取后 6 天血压平均值即可作为治疗参考。自测血压，应按照下列 8 步法来做：

1. 测压前 30 分钟不要吸烟、饮酒和喝咖啡，至少休息 5 分钟。

2. 有尿的情况下，血压会升高，要排空尿液。

3. 测量时要坐有靠背的座椅，可以避免紧张，双脚着地，不要跷二郎腿。

4. 不讲话，不活动肢体，保持安静。

5. 无论使用哪种血压计，血压计的袖带高度要跟心脏同一水平；即使仰卧，也要按这个要求做。

6. 给胖人测血压，如使用过小、过短袖带，测得的血压往往比真实值偏高。因此，上臂粗或肱二头肌发达者，要使用更长更宽的袖带来压迫肱动脉。

7. 诊断和治疗初期，每日早晚各测 1 次，最好在早上起床排尿后、服药前，晚上在临睡前，连续测量 1 周。每次连续测压 2~3 遍，每遍间隔 1 分钟，取后两遍的平均值，因为首遍测量血压数值往往偏高。

8. 如果血压稳定且达标，则每周自测 1 天，早晚各 1 次。

家庭血压测量水平通常低于诊室血压测量水平，家庭血压 135/85 毫米汞柱相当于诊室血压的 140/90 毫米汞柱。而且，不在同一天测量的 3 次平均值，但凡大于 135/85 毫米汞柱，就该怀疑为高血压。

"微命"：为生命细算到每分钟

英国剑桥大学的大卫·斯皮格霍尔特博士提出了一个新的寿命概念——"微命"（Microlives）。在他看来，我们平均寿命里的每 30 分钟就是一个微命。而我们生活中的每个坏习惯都能够换算成 N 个微命的消耗，相反的，一些好习惯会为我们赚到 N 个微命。用微命去计算寿命的一个目的，就是更直观、具体地让人们认识到，他在生活中的不健康习惯，会让他失去多少本该拥有的时光。

人 20 多岁后平均有 100 万个微命　斯皮格霍尔特博士指出，每个国家国民的平均寿命有差异。如果以一个 22 岁的英国男青年为例，目前英国男性国民的平均寿命是 79 岁，也就是说，从 22 岁活到 79 岁这个平均寿命，他尚有 57 年的时间，折算以后，约 50 万个小时，100 万个 30 分钟，也就是 100 万个微命。这是每个健康成年人拥有的平均时间"资本"。相比之下，女性的平均寿命要比男性长。按照相似的换算方法，他得出，一个 26 岁的英国女青年，可利用的微命数量也刚好是 100 万个。通过将一系列衡量指标量化，斯皮格霍尔特博士列出了一个换算清单，具体列出了每种不健康行为所造成的微命损耗量。如果每天吸两支烟、喝两杯酒、吃烤焦的食物、边吃垃圾食品边看电视两个小时，这些坏习惯中的任何一个都会消耗一个微命。

损失 1 个微命 = 两支烟 =1.1 升啤酒　对于一个 30 岁的成年人而言，"损失 1 个微命 = 两支烟 =2 品脱啤酒 = 体重超重 5 公斤的一天"。英国的研究者曾经做过研究指出，吸烟者的平均寿命会比不吸烟者短 6.5 年。假设一个烟民从 17 岁到 71 岁平均每天吸 16 根香烟，每 11 分钟抽一根烟，他一生抽的烟大概会是 31.1688 万支。如果选择戒烟会让我们争取到多少微命呢？研究者估算的结果是，一个 40 岁男性戒烟的话，会多争取 9 年寿命。

在饮酒方面，每 2 品脱（约 1136.5 毫升）啤酒就是 1 个微命。如果一个 20 岁的英国年轻男士每周喝掉 8 品脱的啤酒（合计 28 个单位量的酒精），他会减寿 6 个月，折合 4400 个小时，或者说 8800 个微命。超重也是亚健康的问题。一个 35 岁的成年男性每超重 5 公斤，会在平均寿命上损失 0.95 年。如果他的期望寿命还有 40 年，这意味着他剩下的有生之年超重 5 公斤的每一天都损耗了 1 个微命。

按照斯皮格霍尔特的不健康行为清单，接触辐射也是风险很高的不健康行为，辐射会让罹患癌症的风险增高。他换算的结果是，每做一次胸部 X 光透视，就相当于损失了 2 个微命。而一次全身的 CT 检查，更是会耗损 180 个微命。

女性比男性每天少花费 4 个微命　斯皮格霍尔特分析了多个国家的死亡率发现，人们衰老的快慢正是跟微命的消耗有关。微命消耗得越快，衰老来得也就越快。就拿吸烟这件事而言，假设每天吸 20 支香烟，你会消耗 29 小时的微命，而别人才消耗了 24 小时。你的不健康生活方式会让你生命流逝的速度、衰老的速度加快。

另外，微命可以通过一些健康的行为挣取，比如戒烟戒酒、做运动、多吃水果蔬菜等。

雾霾天　一茶一粥一穴

四味中药泡茶饮　桔梗性苦、辛、平，可利咽，祛痰，排脓；黄芩可清热燥湿，泻火解毒；石斛与麦冬都具有滋阴润肺的功效，四味合用泡茶饮不仅可以抗雾霾微粒对呼吸道及肺泡造成的实质性损害，还可以促进呼吸道黏膜纤毛的蠕动，帮助它排痰，滋阴补肺，对缓解因雾霾天引起的咽炎、咽痛、咽干、咳痰等效果更佳。泡茶饮时可将这四味中药切成薄片，放入开水中浸渍 10 分钟左右即可，因黄芩味苦，可少放也可加冰糖。此茶饮适合于虚火上炎、阴津不足，即受雾霾影响后出现上火、咽痛且干的人饮用，而受雾霾影响后出现怕冷、发热等症状即虚寒体质的人不宜服用。

熬点百合莲子粥　感觉很难判断自己是否属于虚寒体质的患者也不用着急，熬点百合莲子粥喝也可以轻松应对雾霾天气。中医认为百合性微寒，具有润肺止咳、清心安神的作用，尤其是鲜百合更甘甜味美。莲子可补脾止泻、益肾涩精、清心火。但由于百合偏凉性，中医里又有白色属寒、黄色属温之说，所以胃寒患者最好选用小米，糖尿病患者不宜食用。

两手交替搓鱼际　对付雾霾天气带来的肺部损害，患者可以在家按摩治疗。大鱼际穴位于人的手掌正面拇指根部，下至掌根，伸开手掌时明显突起的部位，按摩时可用一手指端搓另一只手的大鱼际穴，一般按揉 10 ~ 15 下，以搓热发红为度，对皮肤娇嫩的人，按摩时可选用一个介质较薄的丝巾放置于大鱼际穴位上以保护皮肤。此疗法对缓解儿童的"雾霾伤"效果更佳。

用力咳嗽可导致疝气发作

小腹旁边的隐秘部位，摸摸有一个包，晚上躺着又回去了，不痛不痒，这是啥？外科医生会提醒你，可能是疝气。

女性剖腹产以后、小儿过度啼哭、老年人用力排便或过度咳嗽，都可能给疝气找上门的机会。严重的疝气，因为肠子或其他内脏"卡"在肌肉上，时间长了会缺血坏死。中老年人易得疝气，主要是随着年龄的增长，人体的腹股沟肌肉变得薄弱，再加上咳嗽、便秘等基础疾病会增加腹压，所以疝气高发。

一旦出现疝气，如果平躺不能消失，或者腹股沟这里不舒服，就要马上去医院治疗。做手术就能很快复原，通过放入生物材料制成的补片，就能来填补腹壁的这个"洞"。

如何避免疝气？专家建议还是适当运动，可以选相对平和一些的运动，比如慢跑，打打乒乓、羽毛球，游泳，这些运动都不错。等将来年纪大了，身体也不容易出现问题。

如何活动能防疝气？首先仰卧在床上，双臂平放在躯体两侧，两腿并拢上抬30～90度，再放平，最好稍悬空，一般反复做30次。继而双手交叉放在胸前，做仰卧起坐动作，反复做8～10次。

痛风为何总在夜间发作

痛风为何总在夜间发作呢？首先，人在睡眠时，副交感神经兴奋，局部血管发生痉挛性收缩，关节组织的血液供应减少，体温下降，尿酸更容易形成结晶。再加之晚上长时间不喝水，血液黏稠，尿酸的浓度也会大大增加。另外，人体内的肾上腺皮质激素可以抑制痛风的炎症，而夜间激素分泌减少，使痛风更容易发作。

因此，痛风患者可采取针对性的措施来防治。比如，为了避免受凉，晚上睡觉时，最好穿上薄一点的袜子（盖上薄毛毯），尽量不要靠墙睡。老人晚上起夜时，最好能喝300～500毫升的温开水，避免血液黏稠。另外，在入睡之前，尽量避免剧烈的运动，或看一些容易兴奋的电视节目，最好能在入睡前半小时上床，做一些柔和的按摩、拍打动作，以避免痛风的发作。

哪些人易患淋巴癌

　　根据瘤细胞的不同，淋巴瘤又分为非霍奇金淋巴瘤（NHL）和霍奇金淋巴瘤（HL）两类。霍奇金淋巴瘤以儿童居多，成人以非霍奇金淋巴瘤较为多见。

　　专家称，目前，淋巴瘤的发病原因尚不明确。一般认为，可能和基因突变、病毒及其他病原体感染、放射线、化学药物、合并自身免疫病等有关。EB病毒感染、艾滋病病毒、白血病病毒，也与淋巴瘤密切相关。患有系统性红斑狼疮和类风湿性关节炎者，曾做过器官移植的人群，患淋巴瘤的几率与同龄人群相比，要高出几十倍。另外，电离辐射、经常接触某些化学物质的人群，如化学家、长期接触杀虫剂、铅制印刷工人，患淋巴瘤的风险也会增加。如果长期处于疲劳，精神高度紧张的状态下，机体免疫力随之低下，患肿瘤的几率也会增高。

　　发烧、盗汗、乏力、消瘦、胃口差、颈部淋巴结肿大，都可能是淋巴中毒症状，要及时就诊，但临床上大多数患者往往会误以为这是感冒的症状，不在意，延误了治疗时机。其实，两者还是有一定区别的。如果总是发低烧（38℃以下），而且已经持续半个月以上，吃了很多感冒药都没效果，那可能就不是普通的感冒。

淋巴结会因牙龈炎、咽喉炎等炎症，出现肿大、疼痛、红肿，炎症消失后，症状也随之消失；还有一些人是淋巴结生理性肿大，这些都不用太紧张。真正需要警惕的，是不痛的、逐渐增大的、不会随着炎症消失而变化的淋巴结，常见于颈部、腋下、腹股沟等浅表处。如果自己不会判断，最好尽早去医院。

预防甲状腺癌　　少生气是关键

北京协和医院普通外科主任医师刘跃武教授说："在我做年轻医生时，1个月就几个甲状腺癌患者。现在我1个月要做差不多20例。"据美国统计，在过去的15年中，甲状腺癌的发病率比过去增加了三倍多。

刘跃武认为，饮食、运动对预防甲状腺癌的帮助并不是特别大，情绪不好才是关键。如果一个人的情绪长期处于压抑状态或剧烈波动，生物钟明显打乱，对甲状腺的影响非常明显。而且坏情绪对机体产生负性刺激，持续时间越长，越会使自主神经系统功能紊乱，进而细胞生长失控、突变，导致癌症发生。刘跃武强调，生活要规律，别太劳累。即使甲状腺没有结节，有条件的最好每年做1次甲状腺彩超。

睡觉轻当心神经衰弱

有的老年人睡觉极轻，有一点响动尤其是人声、水声，甚至掉根针都会醒。每天夜里总会醒几次，早上过了 5 点就一直醒着但感觉特别困。这是为什么呢？专家说，类似这种睡眠障碍在过去通常被认为是神经衰弱，现在统称为失眠症。

失眠的标准是：1. 躺在床上超过 30 分钟没有睡着；2. 半夜经常醒，醒来的次数超过两三回；3. 天还没亮就醒了，俗称早醒；4. 夜夜做噩梦，噩梦连篇，噩梦的情节如同电视连续剧一样。

专家指出，约 80% 以上的失眠症都是心理上、精神上的压力造成的。所以治疗的主要方法就是解决心理上失眠的负担。如果出现睡眠障碍，首先要排除身体器质性病变。不熬夜、不睡懒觉，养成良好的睡眠习惯是关键。在睡前避免过度兴奋，少喝浓茶、咖啡等刺激性食品。其次要学会放松心情，自我解压。太极拳、健步走、慢跑、打乒乓球等都有助于缓解精神压力，调整大脑皮层的兴奋和抑制过程。最后不要对失眠有恐惧心理，若持续性失眠可以在医生的指导下服用少量的安眠药。也可以尝试吃一些养心安神的东西，如莲子百合粥、藕粉等，或睡前用热水泡泡脚。

铁的营养价值

人体内的铁有多种生理功能，其主要使命是通过血红蛋白而携带氧气，并将氧气输送给人体各处的组织细胞，用以维持正常的生命活动。铁还是人体免疫系统中酶的组成成分之一，可帮助人体预防疾病。另外，铁还能帮助体内产生胶原，合成氨基酸和蛋白质。

铁来自于各种食物之中，肉、禽、鱼等食物中的铁为血红素铁，而植物性食物中的铁为非血红素铁。血红素铁比非血红素铁更容易被人体吸收，解决非血红素铁不容易被吸收这一问题的方法，就在于多吃一些富含维生素 C 的水果和蔬菜，来帮助身体从植物性食物中吸收非血红素铁。

气味与中毒

急性中毒居我国全部疾病死因的第五位，可损害人体器官和组织，引起功能性或器质性病变。

当人体中毒发生时，身上往往就会散发出一些特殊的气味。这些气味通常来源于皮肤、黏膜、呼吸道分泌物、胃肠道的呕吐物和其他排泄物等。不同的中毒类型会产生不同的气味，这些气味有助于辨别中毒类型。

当您发现自己及他人身上出现异常气味时，应想到有中毒的可能。

服降压药的最佳时间

不少人认为，治疗高血压，无非是每天服一两次药。实际上，高血压患者服药的学问大着呢！

一、是否服药，要分清情况　一旦发现自己血压升高，首先要确认自己是否需要服药。高血压分继发性高血压和原发性高血压两种。继发性高血压有明确病因，如肾病、内分泌肿瘤等，一旦病因去除，患者即不再有高血压，不需要终身服药。原发性高血压病因不明，目前暂无法根治，需要终身服药。

二、何时服药，时辰有讲究　研究表明，上午 8 ~ 10 时和下午 3 ~ 5 时，血压最高。一般药物的作用是在服药后半小时出现，2 ~ 3 小时达高峰。因此，上午 7 时和下午 2 时服降压药最合适。夜间睡眠时，血压可大幅下降。高血压患者若白天经常忘了服药，而在晚上临睡前服用降压药，有可能导致血压在夜间降得太低。特别是老年人，容易因此诱发缺血性中风。

三、服什么药，目标要认清　研究显示，高血压患者的收缩压每降低 10 ~ 14 毫米汞柱，舒张压每降低 5 ~ 6 毫米汞柱，可使中风减少 2/5，冠心病减少 1/6，人群总心血管事件减少 1/3。

高血压患者的血压应控制在 140/90 毫米汞柱以下。若血压未达到这一目标，就应在医生指导下采取必要措施，如加大剂量、联合用药、换药等。为使血压在一天内基本处于稳定状态，提倡使用长效制剂，不过，长效制剂往往价格昂贵，目前普及有困难。一些价廉物美的中效药 (每日服用 1 ~ 2 次) 值得推荐。

大病来临的五个征兆

三位美国的医学博士出书介绍了生病之前身体会出现哪些前兆。其中五种转瞬即逝的症状，需要格外注意，否则会有生命危险。

第一，胳膊、腿麻木、刺痛，精神紊乱，晕眩，说话打战、语无伦次。尤其是面部或者身体一侧出现上述情况，就可能是中风，也就是脑卒中的前兆，预示向大脑供氧的动脉堵塞或者破裂。如果是大动脉出问题，大脑中很大一部分就会受到影响，进而导致半身麻痹，同时失去讲话等功能。如果是小血管出问题，胳膊或腿会麻木。出现上述症状应立刻就医。一般说来，血栓发生三小时内是治疗的最佳时机。

第二，胸部疼痛或不适，胳膊、两颚、颈部疼痛，突发冷汗、极度虚弱、恶心、呕吐、晕眩或者气短。这是心脏病发作的前兆。另外，有些病人会出现"无痛"心脏病，其最关键的前兆是：突发眩晕、心跳加剧、气短、恶心、呕吐、冒冷汗。如果身体出现上述某些症状，要第一时间打 120 急救。病人口中可含一片阿司匹林或硝酸甘油，以防心脏病发作时心肌受到损伤。

第三，腿肚子酸痛、胸痛、气短、咯血。这些是危险的腿部血栓形成前兆。坐卧时间久了，小腿肚子肿痛，此时如果突然出现胸痛或者气短，说明血栓可能已经脱落并通过血液进入肺部。那可是万分危险，要立刻去医院。

第四，尿血但无痛感。如果发现尿中有血，即便没有痛感也要去医院。尿血的常见原因有肾结石、膀胱或者前列腺感染。严重的可能是肾脏、输尿管、膀胱、前列腺等部位发生癌变。

第五，哮喘不好也不坏。哮喘发作时往往伴随喘息或者呼吸困难。如果症状不消退，也不恶化，就应该去看急诊。如果哮喘发作不治疗，有可能出现严重的胸肌疲劳，甚至导致死亡。

感冒吃些啥要看发病期

初期：不妨试试葱豉汤

将500毫升水加热后，放入10克豆豉煮沸，然后加入葱白即成。葱具有辛香走窜的作用，豆豉则有发汗解表的作用，喝完汤后会大量出汗，排毒进程也会大大加快。

但应注意的是，还有一部分人是因为劳累、喝水少等原因导致的感冒，这是风热感冒。此时则应选用性凉的食物，将冰糖和梨等熬水服用就可以了。

加重期：白萝卜汤来帮忙

感冒加重后，病人会感觉咽痛、鼻塞、流涕等症状加重，有些人甚至出现高热、头痛难忍等症状，此时的身体正与病菌"作斗争"，很容易产生内热。而白萝卜"去邪热气"的效果十分明显，这时喝些白萝卜汤是最管用的。

把白萝卜洗干净，切成 5 毫米左右的薄片，加入水中熬至沸腾即可饮用。但感冒加重时食疗只能起辅助作用，还需及时进行药物治疗。

病愈期：喝上一碗山药粥

有些体质虚弱的人在感冒痊愈后，仍然会有乏力、精神倦怠、食欲不佳等表现，这个时候就应该选用一些具有平补作用的食物进补一下。山药"不燥不腻"，可以说是平补的最好选择。

选山药 60 克，粳米 100 克。把山药剥皮后切成小块，与粳米一同放入水中煮熟，加入适量白糖即可食用。

剧烈运动后为何会失忆

李先生平时一直有健身运动的习惯。不久前的一天傍晚，李先生运动到满身大汗才回家。回到家，李先生居然什么都记不起来了。医生为李先生做了核磁共振检查，结果显示李先生双侧海马发生梗死。

人的记忆功能是许多神经核团共同参与的结果，脑部的额叶与海马共同参与了记忆构成。李先生在短时间内身体丢失了过多的水分而没有及时补充，体液丧失严重，造成体内血液呈高黏状态，在血管中"流不动"，堵住血管并发生梗塞。而脑部的双侧海马小血管一旦发生堵塞，将严重影响记忆功能。

虽然像李先生这样的情况并不多见，但是体液急剧丧失（如高热和严重腹泻）后，血液黏稠度会在短时间内急剧升高，从而诱发脑血管疾病的却不少，而更多的患者可能会由于脑组织的慢性缺血缺氧出现脑功能减退，包括记忆损害。这种记忆障碍的显著特点是近记忆受损明显，远记忆情况却较好。

成年人的记忆障碍大致分为器质性与功能性两大类，而无论是哪一种原因引起的记忆障碍，早期介入大都可以不同程度地改善症状。因此，如果发现短期内记忆力急剧减退应及时到医院就诊，以免延误病情。

滴醋鉴别尿浊原因

如果孩子排出的尿液呈浑浊状，但无眼睑浮肿、发热和尿频等症状，属正常的生理现象，只要多饮水，改善饮食结构，注意保温即可。如果除了尿液浑浊，还有发热、尿频、尿急、精神不振、食欲差、恶心、呕吐等，应考虑是否发生了泌尿系统感染。鉴别小孩尿浊是生理性原因还是病理性原因，可在尿液中滴入几滴醋，若尿液即刻变清澈说明是正常的生理现象。如果尿液仍然浑浊不清，则多为病理性的，须及时到医院检查、诊治。

学会看中药处方

中药处方由一味或多味中药组合而成，医生会在处方的后面标明用法。中药通常的用法是煎汤内服和外用，也有配成丸药或研末服用的，但处方中使用最多的方法还是"常规水煎服"。

所谓"常规水煎服"，其含义中除"每日1剂"外，还包括煎服的主要环节：泡（先将药物用洁净冷水浸泡30分钟）、煎（每服药煎两次，每次30分钟左右）、水（第一煎加冷水，二煎加热水，水要一次加足，均超过药面2~4厘米）、火（未沸前用大火，沸后用中火或小火）、服（两煎混合后温服，每日上、下午各服1次，中间用保温瓶灌装）。但对特殊病情、特殊药物就需要特殊的煎服方法，如有的需每日2剂，有的需空腹服，有的需冷服，有的需短时煎煮等，医生常会特别嘱咐。

中风患者为何需反复做CT

CT检查对中风患者的确诊十分重要，尤其是处于急性期和康复期的患者。通常来说，做一次CT检查就足以查清是出血性中风还是缺血性中风了。但是有些患者在治疗期间，则需要复查CT。一般来说，遇到下列几种情况时，就要复查CT：

1. 了解治疗效果。看出血是否被吸收，特别是对处于急性期的患者。

2. 在缺血性中风的早期，在颅脑CT片上可能没有异常，大约24小时后才能见到因缺血而造成的低密度脑梗死灶。碰到这种情况，要结合患者的具体症状，在24小时或者更长时间以后给予CT复查，以明确诊断。

3. 当治疗结果与最初判断不一致时，或者是病情演变超出常规规律，甚至突然出现病情加重时，也需要复查CT，看是否有新的中风发生。

4. 康复患者在后遗症期（出现失语、偏瘫等症状）出现新的中风。

5. 部分脑出血患者，在数小时内血肿继续扩大与原来发病最初检查的结果不同时，也需要复查CT。

常说"郁闷"未必真郁闷

口头禅是人内心中对事物的一种看法，是外界的信息经过内心的心理加工后，形成的一种固定的语言反应模式，以至于出现类似的情形时，它就会脱口而出。口头禅作为一个下意识的表现，它可以帮助我们去认识一个人。因为口头禅反映了人们的一种情绪，人当时的一种心态，同时也间接地反映了一个人的性格。

积极的口头禅催人奋进，而有些口头禅则带有消极的意味。那么，是不是这些听似消极的口头禅一定就是不好的呢？也不是。现在人们流行把"郁闷"一词挂在嘴上，难道他们真的是事事郁闷、处处郁闷吗？其实这不过是因为现代人生活压力大，心态变化快，通过这样的口头禅来倒倒苦水，让心理有一个舒缓、宣泄的通道，这样，反倒更有益于人们的心理健康。

而学生们每逢考试老爱把"这下可死定了"挂在嘴边。其实，这是人的一种心理防御机制。心理防御机制就是以某种心理的方式或手段，将自己与现实关系之间做出某些积极的适应性的改变，使自己较容易接受，不至于引起心理上过大的紧张和痛苦。学生们先将情况估计更糟些，通过口头禅来强化，当现实情况可能并不是那么糟糕时，也就能及时得到心理安慰了。

识别八种发热

不同的呼吸道传染病有不同的临床表现，一般起病急，有发热症状。以下教你简易识别方法。

流感　发烧族全身酸痛：一般表现为发病急，有发热、乏力、头痛及全身酸痛等明显的全身症状，咳嗽、流涕等呼吸道症状轻。

麻疹　发烧族有斑丘疹：症状有发热、咳嗽、流涕、眼结膜充血，口腔黏膜有麻疹黏膜斑及皮肤出现斑丘疹。

水痘　发烧族出痂皮：全身症状轻微，皮肤黏膜分批出现迅速发展的斑疹、丘疹、疱疹与痂皮。

风疹　发烧族淋巴结肿大：临床特点为低热、皮疹和耳后、枕部淋巴结肿大，全身症状轻。

流脑　发烧族头痛呕吐：主要表现为突发高热、剧烈头痛、频繁呕吐、皮肤黏膜有淤斑、烦躁不安，可出现颈项强直、神志障碍及抽搐等。

流行性腮腺炎　发烧族腮腺肿胀：以腮腺急性肿胀、疼痛并伴有发热和全身不适为特征。

肺结核　发烧族咯血胸痛：肺结核是一种慢性传染病，主要表现为发热、盗汗、全身不适及咳嗽、咳痰、咯血、胸痛、呼吸困难等。

人禽流感　高烧与衰竭：初发时的症状与流行性感冒相似，包括发烧、头痛、肌肉痛、流清涕、喉咙痛及咳嗽，但人禽流感较易导致高烧、肺炎、呼吸衰竭、多种器官衰竭，甚至死亡。

中成药可降火

中医认为，上火主要是热毒上蒸、消灼津液所致，可分为三种症型，患者可根据自身情况有针对性地选择一些药物。

实火上蒸　此类人群多表现为口干舌燥、嗓子冒火，病人的口渴感非常严重，会不停地喝水，一般喝水量非常大。但是，喝过水后，症状仍然不能缓解。中医认为，这类病人多为实火上蒸所致，应选用一些清热泻火、生津止渴的药物。

阴虚火旺　此类人群的口干多不大严重，渴的感觉相对较弱。病人的喝水量也不多，喝水仅仅是为了润润嗓子，中医有个准确形象的描述叫"但于漱口，不欲咽下"。此类患者可进行滋阴降火、养阴生津治疗，效果较为明显。

湿热口黏　还有一类病人除了嗓子干疼外，还伴有"口中黏腻不爽"的感觉，主要是由于湿热上蒸、郁遏气机、气不化津、津不上乘所致。此类湿热口黏的上火病人，应当选用一些化湿的药物。

节日须防心血管病

春节里，在伴随着团圆、幸福、忙碌、紧张的同时，中老年人心脑血管病的发生概率也比平时高很多。因此，加强自我调节，防范心血管疾病的发生对于老年人就显得尤为重要。

1. 注意防寒保暖。寒冷易使血管收缩、痉挛，导致局部血流量减少，发生供血不足，同时，冷刺激还有可能导致血液中凝血成分——纤维蛋白原增加，易形成血栓，如出现在冠状动脉，就会造成心绞痛甚至心肌梗死。因此，老年人尤其有高血压、冠心病史的老年患者要注意避免严寒刺激，及时添加衣服。

2. 避免疲劳。春节前，打扫房屋、购物、准备年货以及春节中亲戚朋友聚会，很容易使人操劳过度，加上休息、睡眠减少，可使心脏负荷超载，易诱发心绞痛、心肌梗死。因此，老年人应注意劳逸结合。

3. 切忌暴饮暴食，要戒烟限酒。饱餐容易诱发心绞痛，因此要注意避免吃得过饱，避免吃过于油腻的食物，多吃蔬菜水果，不要吸烟，饮酒应适量。

4. 避免情绪激动。春节合家团圆，老年人应注意不能过度兴奋，因情绪激动可使血压升高、心率加快，从而导致心肌细胞缺血、缺氧，易诱发心绞痛。

5. 合理安排运动时间，控制好运动量。外出锻炼要穿暖衣服，最好选择在下午阳光充足时锻炼，可根据身体情况选择慢跑、散步或打太极拳等，运动量不可过大。

6. 注意坚持服药。老年人常有很多基础疾病，特别是高血压病、高脂血症、糖尿病、冠心病患者要注意坚持正规的服药治疗，特别在春节忙碌的时候更不能忘记服药及血压、血糖的监测。

过节期间要"保肝"

肝病患者欢度节日时别忘"保肝"，慢性肝病患者要注意做到以下几点。

1. 防过劳。治疗肝炎至今没有特效药，休息是肝炎患者重要的"治疗方法"，加强肝脏营养、减少体力消耗、降低肝脏负荷、增加肝脏血流量更是保肝治疗的关键。从某种意义上讲合理的休息胜过药物治疗。此外，仅有身体休息还不够，大脑也必须休息，即精神要放松、情绪要饱满，排除不必要的顾虑，以增强机体的抗病能力。

2. 节饮食。肝炎、肝硬化患者在食入过多的高蛋白食物后，会使血液中的氨浓度增高，诱发肝性脑病。肝硬化合并食道静脉曲张患者如果暴饮暴食，会造成消化功能减退，食物储留在胃内并在细菌作用下产气，患者会因此出现腹部胀气，并可能由于食管的蠕动使曲张的静脉破裂出血。尤其是在食入麻辣烫等刺激性食物后，更容易引起消化道出血。因此肝病患者切忌暴饮暴食。

3. 忌饮酒。酒可直接损害肝细胞，促进脂肪在肝细胞中沉积。酒对肝脏损害的程度和其含酒精量高低成正比。因此建议患者不仅在过节时不要饮酒，而且最好终生不要喝酒。

4. 避风寒。冬末春初气候多变，慢性肝炎或肝硬化病人机体免疫功能低下，如果不注意保暖很容易发生感冒，而一旦感冒会使本来已静止或趋于痊愈的肝病再度活动或恶化。

风心病是中青年致瘫主因

心脏病是脑中风的一大病因。而中青年最高发的"风湿性心脏病"，因为早期症状不明显，易被误诊，成为中青年脑中风导致偏瘫的最主要原因。

"脑中风"、"心脏病"两个名词在患者看来，似乎风马牛不相及。但以专业医师的眼光来看，得了心脏病就必须预防脑中风。中青年高发的风湿性心脏病占脑栓塞的40%以上。这是什么原因呢？

风湿性心脏病，又称为风湿性心脏瓣膜病，心脏的二尖瓣狭窄占发病原因的90%以上。增厚肿胀的瓣膜表面出现小的赘生物上容易形成血栓，在增厚、变形而粗糙的瓣膜上也可产生附壁血栓，这些血栓脱落后随血流进入脑内，就发生了脑栓塞。

风心病的最典型症状是劳累型气促、心慌，除此之外，有少数患者还有咳嗽、痰中带血症状。但是，有1/3患者根本没有典型症状。

需要注意的是，在患上风湿性心脏病之前，1/3患者肯定有过风湿热病史。风湿热可表现为风湿性咽喉炎、风湿性关节炎、风湿性心肌炎等，急性发作后常遗留轻重不等的心脏损害，尤以瓣膜病变最为显著，形成慢性风湿性心脏病。

风心病的发病率女性是男性的两倍，因此，从未做过心脏彩超的女性，生小孩之前应该做一次彩超，因为此类患者生育风险非常大；而已经出现劳累型气促者，则应立刻上医院心脏科检查。

"运动低谷"时应减少运动量

科学研究指出：人有三种生物节律，并会一直有规律地延续一生。一般来说，体力周期 23 天一循环，情绪周期 28 天一循环，智力周期 33 天一循环。

当持续锻炼了一段时间后，人体的激素代谢会加快，从而导致免疫功能降低，造成营养物质补充不足，使人的体力跟不上。如果人刚好处于体力、情绪的低潮期，就会迎来一段时间的"运动低谷"。

在运动低谷时期，人们既不能停止运动，也不能增加运动量，可适当减少运动量或运动时间，比如采取隔天锻炼的方法，以作调整。精力不济的时候，切勿勉强运动，否则极易受伤，损害身体。

此外，更换健身方式或场所，对情绪的调节也能起到积极作用。

糖尿病患者咽痛咳痰别大意

糖尿病患者的呼吸道感染起病隐匿，症状不典型。最常见的为上呼吸道感染、气管支气管炎、肺炎、肺结核和肺脓肿等。主要表现为畏寒、发热、乏力、咳嗽、咳痰、胸闷、胸痛、呼吸困难等，有些患者不发热，有些仅表现为表情淡漠、食欲不振、嗜睡等。糖尿病合并呼吸道感染进展迅速，易复发及恶化，甚至可危及生命，必须引起重视。

首先要制定合理的膳食方案，适当进行舒缓的有氧运动，增强抵抗力。注意监测血糖，尽量维持血糖稳定。

有慢性支气管炎、支气管哮喘等病史者，容易对花粉、灰尘、冷空气等产生强烈反应，从而导致支气管痉挛。因此外出时最好戴口罩，尽量少去或不去流动人口较多、空气浑浊的公共场所。

当糖尿病患者出现咽痛、咳嗽、咳痰、发热等感染症状时应尽早服药，积极治疗，不要延误。既往有慢性支气管炎、阻塞性肺气肿、支气管哮喘等慢性呼吸道疾病的患者更应积极治疗。在血糖过高、尿酮体呈阳性、不能进食、持续呕吐、发热一天以上不见好转等情况下，应尽快去医院。

缺血性腹痛莫忽视

缺血性腹痛是由腹腔动脉缺血引起的，由于此病常呈慢性进行性过程，所以容易被忽视。该病发病初期，只是在饭后有饱胀感或上腹部疼痛。如吃得过饱或进食脂肪过多，则疼痛会加重，持续时间也有所延长。如此反复发作数月或数年之久，症状也日趋严重，可伴有恶心、呕吐、腹泻或便秘、体重逐渐下降等。往往可因劳累过度、饱餐、剧烈运动或情绪波动等，使腹腔动脉血管发生急性闭塞，肠道因缺血、缺氧而迅速坏死，出现突发性的上腹部或脐周刀割样绞痛，并伴有剧烈的恶心、呕吐、水样或血样性腹泻等症状，继而出现高热，腹部胀痛加剧，此时若延误诊治，患者往往立即陷入休克昏迷，甚至危及生命。

专家提醒，凡40岁以上中老年人，特别是患有动脉硬化、多发性动脉炎、结节性动脉炎及血管闭塞性脉管炎等血管病史者，如出现反复的餐后腹痛、肠功能障碍、体重下降三大症状时，应考虑到缺血性腹痛的可能，须及时到医院检查治疗。切不可犹豫拖延，否则会加重病情而危及生命。

哪些病可选磁共振查

磁共振是利用强磁场和射频脉冲，激发人体中大量存在的氢质子而成像，可清楚地显示患者病变，并判断病变的成分及性质。以下病症可选择磁共振进行检查：

脑和脊髓的各种疾病：对垂体微腺瘤、听神经瘤、内耳病变、三叉神经病变、白质病变、脊髓病变、脑干病变、小脑扁桃体畸形、脑血管畸形，是首选的诊断手段。

椎间盘病变：包括退变、炎症、突出、膨出等。

关节病变：包括半月板损伤、韧带损伤、软骨病变、滑膜病变、关节盘脱位等其他检查难以明确的病变。

骨髓病变：包括骨转移、骨髓炎、骨髓瘤、股骨头坏死、白血病浸润等。

实质性脏器病变：如肝、脾、胰、肾和全身各部位软组织病变（胃肠道除外）。

心脏和大血管病变：包括主动脉夹层、腹主动脉瘤、各种心肌病等。

胆道与尿道疾病：包括结石、肿瘤、畸形、炎症等。

心脏病、骨质疏松人群慎坐按摩椅

秋季是心脏病的高发季。专家提醒，心脏病、骨质疏松人群秋季慎坐按摩椅。

专家提醒，电动按摩椅可起到促进人体血液循环、锻炼肌肉的辅助作用，在某种程度上相当于使人体活动量增强，而心脏病人群不主张高强度锻炼，以免增加心脏负荷量，因而要慎坐。

轻体力劳动人群用按摩椅的时间也不要太长，一般 10~15 分钟即可。尤其心脏病人群用电动按摩椅时间别超过 10 分钟，并需把震动强度调到低挡位，以免强度太大、持续时间太长，诱发或加重心脏病的发作。

骨质疏松人群也要慎坐。骨质疏松的危害是容易造成脆性骨折，严重骨质疏松在低暴力状态下就会造成骨质疏松性骨折。临床上，患者可能会在咳嗽、打喷嚏、拉窗帘、拖地等简单日常生活活动中造成骨折的发生，所以严重骨质疏松的患者要慎用按摩椅。

九种生活用品比含铅物危险

据美国媒体 9 月 21 日报道，在生活中，有许多日常用品，比含铅涂料还危险。

1. 汞合金填充物　不要用汞合金填充物（又称水银填充物）为孩子补牙，否则一旦孩子吸入汞蒸气，甚至将其吞下，就可能导致汞中毒。

2. 抗菌皂　抗菌皂能抗菌是因为里面含有少量的有毒物质。这对人体也有害，特别是对神经系统正在发育的儿童而言。因此，要避免宣称"抗菌"的产品，最好使用自然香皂，让孩子的免疫系统发挥作用，杀死一般细菌。

3. 运动饮料　仅仅因为"运动"二字，一些父母便认为这种饮料是健康的，还觉得它能起到补钾的作用。实际上，这其中含有的化学甜味剂却是有害的。喝水是更聪明的方法。

4. 非处方药品　几乎所有的药品都有一定的毒性。而许多儿童药品比成人药品毒性更强，因为它们增加了化学甜味剂和人工色素的含量。

5. 防晒油中的遮光剂　许多防晒油中的遮光剂能导致皮肤癌，因为它们含有多种有毒物质。更严重的是，遮光剂阻挡了紫外线，使皮肤不能正常制造维生素 D，影响骨骼生长。

6. 洗衣剂　洗衣剂中含有的有毒物质很多，其中的香味剂就属于致癌物质。它们对环境有害，同样对儿童健康有害。

7. 阻燃剂　在新型的儿童床垫上，经常会喷洒阻燃剂，它们可以轻易地被儿童皮肤吸收，破坏他们的免疫系统和神经系统。此外，许多服装、地毯、毛毯等产品现在也含有阻燃剂。

8. 碳酸饮料　它可能导致糖尿病和肥胖，还含有磷酸，会损害牙齿，导致骨质疏松。此外，儿童经常喝碳酸饮料则更危险，因为它们含有的化学甜味剂与学习能力低下和神经紊乱都有关系。

9. 人工合成的维生素　一些儿童专用维生素是人工合成的，其中往往会添加一些人工色素和化学甜味剂。因此要避免购买廉价的儿童合成维生素，而选择有质量保证的产品。

急救箱必备五类物品

急救箱里的东西是为了救急，所以装点什么，自然很有讲究。家有老人的，至少要准备好五类东西。

心脑血管药物：现在的老年人十有八九都患有心血管疾病，除了需遵医嘱服用的药物外，平时不妨多备点硝酸甘油，一旦觉得有胸闷、心脏不适，或是出现了心绞痛，便立即含服。现在硝酸甘油还有了新型喷雾剂，只要喷上两下就管用，更加方便。

消化类药物：胃肠功能不好也是老人的常见问题。一方面，他们吃饭后容易胀气，可以准备些胃肠动力药；另一方面，便秘不是大毛病，但因此猝死的老人却不少。因此，应准备些通便药。

血压计、血糖仪：对于血压计，耳朵不好的老人最好选择电子的，准确率一般也没什么问题。当觉得自己有头晕、胸闷等不舒服的症状时，最好能及时量一下。此外，平时早晨起床后，最好也测一下血压，以便更早地发现异常。血糖仪是糖尿病病人的必备之物，不舒服时可随时随地测量。

氧气袋：心脏病病人或肺功能不好的病人，建议备上一个。

体温计：老年人对自己体温变化的敏感性已经大不如前，大多时候都感觉不到自己已经发烧了。因此，当老年人精神不济、没有食欲时，最好先量量体温。

吃得好方可睡得香

3月21日是世界睡眠日，良好的睡眠是身心健康的基础。失眠是指入睡困难，睡中易醒，睡后疲劳，每周多次出现并持续一个月以上，出现明显的身体不适而影响了日常生活的状态。长期睡眠不足，会出现精力不集中、记忆力减退、工作效率低下、头晕头痛、不思饮食、情绪烦躁等现象。失眠日久会损伤人体正气，导致易于感冒，血压、血糖波动，消化道溃疡、抑郁症等疾病。

运动可以在一定程度上改善睡眠质量。规律作息可以使大脑造成条件反射，到了睡眠时间易于入睡。安静避光的环境，清新的室内空气，平静的心态为睡眠创造良好的条件。睡前过饥过饱，或进食油腻、干硬食物会影响睡眠。

失眠一般有肝气郁结、阴虚火旺、心脾两虚等类型，辨证用膳可以显著改善睡眠。

肝气郁结型　表现为失眠多梦、胸闷胁痛、眩晕耳鸣、口苦口干、腹胀、性情抑郁或急躁，女性还可表现为月经不调。

归芍疏肝汤调理：当归、白芍、柴胡各5克，陈皮10克，加入萝卜、胡萝卜、南瓜各100克，调料适量，炖汤，食菜喝汤。每日一次，约1到2周可改善睡眠。

阴虚火旺型　多见于老年和体质偏瘦弱的患者，失眠多梦，手足心热，易于出汗，咽干唇燥。

枣莲蜂蜜茶养阴安神：酸枣仁30克，柏子仁10克，莲子20克，蜂蜜10毫升，煎汤200毫升，每天一次代茶饮，约2到3周起效。

心脾两虚型　可见多梦易醒，伴神疲乏力，不想吃饭，活动后心悸气短，面色苍白。

龙眼板栗粥健脾养心：龙眼肉20克，大枣3枚，板栗50克，百合12克，粳米100克，熬粥食用，每日1次。4到6周可缓解慢性失眠。

"春困"不觉晓该怎么办

测一测甲状腺功能是否减退

对绝大多数人来说，春困是一种正常的生理现象，只要注意作息规律，饮食合理，一般来说都不会影响正常生活。专家提醒，有一种春困是通过任何常规调理都无法缓解的，在它背后潜藏着一种器质性的病变——甲状腺功能减退。

以下小测试能反映你的春困是否属于正常：

我感到乏力，常常犯困，体力和精力都很不足。

我的大脑思维迟钝，注意力很难集中，记忆力下降，我的行动和反应变慢了。

我的体重增加了。

我的皮肤变得干燥，我的指甲变得很脆、灰白、易折断。

我常常会觉得冷（即使其他人都觉得很舒服的时候也是如此）。

我有许多负面的想法，感到情绪低落抑郁。

我的肠道功能和代谢水平好像运转变慢了，有时还会便秘。

我感到肌肉和骨骼僵硬疼痛，我的手感到麻木。

我的血压增高或心跳变慢了。

我的胆固醇水平增高了。

如果你的回答有 5 项或 5 项以上为"是"，那说明你的春困已经超过正常的限度，可能已经患上了甲状腺功能减退。建议尽快去医院就诊，进行相关的甲状腺功能血液检测。

自制桑葚膏防治失眠

桑葚中含有丰富的亚油酸、硬脂酸及油酸，具有分解脂肪、降低血脂、防止血管硬化等作用，可有效改善失眠。另外，中医认为，失眠与肾脏有关，而桑葚能补益肝肾，尤其对改善由肝肾不足和血虚精亏导致的头晕目眩、失眠多梦有良效。

　　首先，准备干桑葚 500 克 (鲜桑葚 1000 克)，洗净，倒入盛有清水的砂锅 (不能用铁锅)，用大火煎 30 分钟后，把煎汁倒出，往砂锅里加入适量开水，再煎 30 分钟，煎汁倒出后，再重复煎一次，把第三次的煎汁也倒出来。然后，用大火煎煮三次而得的煎汁，等煎汁浓缩黏稠时，加入蜂蜜 300 克，继续熬煮至沸腾即可，待其冷却后，装瓶备用。一般每次服用 5 ~ 10 毫升，早饭、晚饭后各一次，连续服用三周以上，失眠症状可得到改善。需要注意的是，桑葚偏寒，脾胃不好的老人不宜服用，否则容易腹泻。

食用杂粮有助缓解失眠

　　营养过剩通常会影响睡眠，失眠患者在日常生活中应多食用麦片、玉米等杂粮。

　　失眠患者在每天保证三餐的基础上，晚餐应少吃，避免大鱼大肉和辛辣刺激性食物，主食除米饭外，尽可能加一些杂粮。专家建议，首发或偶尔发生失眠后，不要急于求医服药，及时注意调整作息习惯即可。如果持续两周以上夜间只能入睡 2 至 3 小时，并出现头晕、心慌、口干等症状，则要去求医，在医生指导下服药。

　　失眠患者除了养成合理的饮食习惯外，还要建立良好的作息规律，通常晚 10 点前入睡、早 6 点起床是适宜之选，而凌晨 2 点至 3 点入睡通常会引发失眠。另外，很多失眠症状是由精神活动超负荷且体力活动不足所致，所以根据自身情况适当加强运动、保持良好心态也将有助于恢复到良好的睡眠状态。

生活健康

防中暑七个"妙招"是错招

不少人通常以为的防中暑"妙招"其实是错招，不仅不防暑，反而容易导致中暑。

错招 1：防晒霜太厚或涂满清凉油　很多人误以为，防晒霜能防晒，自然也能防中暑。其实，厚厚的防晒霜覆盖在皮肤上，会影响汗液排出，自然会导致散热慢。同样，在全身涂满清凉油，由于有一种凉凉的感觉，也会减少汗液的排出。

错招 2：在密封的室内泼水降温　很多人喜欢在室内泼水降温。但是，如果室内通风透气不好，在地面上泼水，蒸发的水汽难以向外散发而滞留在空气中，就会使室内空气湿度不断增大，而且，时间稍长，室内气温又会上升，从而引发中暑。

错招 3：夜晚在大树底下乘凉　在盛夏的夜晚到树下乘凉，其实是不可取的。太阳下山后，树下地面散热受到树冠的阻挡，散热的速度更慢，而且，二氧化碳较多。

错招 4：大量喝啤酒用以解暑　夏天时，人体出汗较多，消耗也较大。"如果这时再不断地喝啤酒，由酒精造成的'热乎乎'的感觉会不断持续，口渴、出汗现象会更加厉害。"

错招 5：洗冷水澡"降温"　很多人认为用冷水"冲凉"让人更舒服，又能起到降温的作用。但事实上，大汗淋漓时用冷水"冲凉"会使全身毛孔迅速闭合，使得体内的热量不能散发而滞留体内，从而易引起各种疾病。

错招6：中暑后喝大量白开水　很多人中暑后会喝大量的白开水。但是，人在失水状态下，喝下太多的白开水，就会产生"排出去"的反应，结果反而又回到失水状态。"正确的做法，应该是喝些淡盐水或者鲜果汁。"

错招7：室内空调保持低恒温　很多人认为，高温天气，在室内把空调开得越低越舒服。事实上，空调开得过低，会使室内室外温差过大，容易使人中暑。

小心自来水流出的铅

上海市消保委曾对流通领域的水龙头产品进行比较试验发现，23件样品中有5件样品存在浸泡水铅超标现象。标准规定这类产品浸泡水铅限值 ≤ 0.005mg/L，而这5件样品实测值为 0.054 ~ 0.141mg/L，超标10倍以上。自来水中为什么会存在铅？

水中的铅有两个来源　饮用水中铅的来源主要有两个。一个是工业污染物及废水任意排放，造成水体污染所致；二是传统输水管道和水龙头制造工艺造成的饮水污染。目前我国的输水管道正在逐步由镀锌铁管更换为塑料（如 PVC、PE、UPVC 等）管材，而大部分家庭使用的水龙头仍是铸铁或铜合金的。铜合金材质龙头的主要成分是铜和锌，此外还有铅、铝、锡、铁、锰等多种元素。其中铅与水长期接触后会析出，龙头材质中铅含量越多，析出越多。除了水龙头之外，铸铁管、铜管和塑料管也或多或少含有铅。

铅污染对孩子影响最大　铅可以通过三个途径进入人体：消化道、呼吸道、皮肤或黏膜（某些化妆品含铅）。如果机体吸收的铅过多，就可能导致铅中毒。铅中毒的主要表现为精神萎靡、口有金属味、食欲差、四肢无力、贫血、腹部绞痛、肝脏肿大，重者可出现头痛、恶心、呕吐、手足下垂、肢体麻痹、抽搐、昏迷、惊厥等。铅污染受害最严重的是儿童和孕妇。

铅会对儿童产生多器官、多系统的损伤，对脑的损伤甚至是终身不可逆的。铅在儿童体内积蓄，易损伤神经和内分泌系统，导致儿童智力发育障碍和生长发育迟缓等。

需引起重视的是，极低水平的铅暴露，即可导致许多孩子出现注意力涣散、多动、学习能力下降、易激怒、攻击性强等心理行为的异常。

别喝水龙头中的"隔夜水"　我们应该采取什么措施减少水中的铅含量呢？首先，不要喝水龙头中放出的隔夜自来水，即自来水停用几个小时以后，使用前一定要打开水龙头放水 1 ~ 3 分钟再用于饮用。其次，在购买厨房洁具特别是水龙头、器具和容器时，一定要注意选择含铅达标的产品，或者选择不锈钢水龙头。不锈钢材质含铅量小于 0.001%，基本零析出，不会产生铅污染的问题。

你适合盖哪种被子

棉被虽便宜但压迫呼吸。棉被价格实惠、蓬松而且保暖性极佳。但它笨重、不透气，会压迫胸部，导致肺活量减少，不适合那些有呼吸道慢性疾病、容易呼吸不畅的人。此外，笨重的棉被还会影响翻身，降低睡眠的舒适度。

睡觉不老实，盖羊毛被。羊毛纤维弹性卷曲，可以吸除相当于本身重量1/3的湿气，舒适保暖。羊毛还具有很好的悬垂性，因此贴身性较好，特别适合那些睡觉不老实的人，如爱蹬被子的小孩。

过敏体质，盖蚕丝被。蚕丝被是最绿色环保、最天然的被子，适合皮肤比较敏感及容易过敏的人。蚕丝被轻薄，睡觉的时候不会压得人喘不上气，对于呼吸道疾病患者是个福音。此外，蚕丝被中的"亲水侧链氨基酸"，能迅速有效地吸收湿气，保持干燥，达到预防风湿、关节炎的功效。

爱出汗，盖羽绒被。羽绒被比较轻盈，同样体积的被子，羽绒被的重量仅为棉被的1/3，羊毛被的1/2。它还具有良好的保暖性、吸湿性、透汗性。一般的被子在使用不久后便会积累过多的水分，成为病菌滋生的温床，而羽绒纤维中具有千万个会呼吸的三角形气孔，并且表层含有防水油脂，可随外界气温和湿度的变化自动收缩或膨胀，迅速吸收人体的汗液及湿气并快速挥发，保持被子的洁净和人体干爽。因此，羽绒被尤其适合生活在潮湿的南方和睡觉爱出汗的人。

化纤被最伤皮肤。化纤被在干燥的秋冬季节很容易产生静电，对皮肤刺激较大，容易造成皮肤粗糙、敏感、长痘、脱屑。

如何正确用酒精

人们能够购买到的酒精，一般分为 75% 和 95% 两种浓度。75% 的酒精可用于皮肤消毒和体温表的消毒。95% 的酒精不能直接用于患者，家庭中只可用于清洁照相机镜头等。

很多人都有类似的错误认识：浓度越高，消毒效果应该越好，实际上并非如此。过高浓度的酒精会使细菌表面形成一层保护膜，难以将细菌彻底杀死。相反，酒精浓度过低也不行，也不能将细菌杀死。科学证实，消毒效果最好的酒精其浓度是 75%。除了消毒，其他一些情况下也需要使用酒精，这时就需要将酒精稀释。

40% ～ 50% 的酒精可预防褥疮。按摩时将少许 40% ～ 50% 的酒精倒在手中，均匀地按摩患者易受压部位，能促进局部血液循环。

25% ～ 50% 的酒精可用于物理退热。正确的方法：在高浓度的酒精中加适量纯净水 (可按体积比估算加水量)，配成 25% ～ 50% 低浓度酒精，用纱布或小毛巾蘸湿，拧至半干擦拭颈部、胸部、腋下、四肢和手脚心。

饮料瓶含锑　危害有多大

锑是一种金属元素，它在地壳中的含量为 0.2 ～ 0.3mg/kg。人类应用锑已有悠久的历史，锑及其化合物用于生产陶瓷、玻璃、电池、油漆及阻燃剂，近年来人们以锑剂作为生产聚酯塑料瓶的催化剂，增加了人们与锑接触的机会。有研究表明，城市垃圾中锑含量达到 52mg/kg（干重），其中 80% 来自纺织品和塑料中的阻燃剂。一些国家用含锑的焊料焊接水管，这增加了自来水中的锑含量。

以往的研究证实，锑对人体及环境生物具有毒性作用，甚至被怀疑为致癌物。锑及其化合物被许多国家列为重点污染物。锑及其化合物可以通过呼吸道、消化道或皮肤等途径进入人体。有研究认为，在工作岗位接触高浓度锑可以造成皮肤黏膜、心脏、肝脏、肺及神经系统等多个组织器官的损害。研究者报道，在饮水中添加三价可溶性锑盐－酒石酸锑钾，经过 90 天的慢性暴露，锑能够引起老鼠体内轻微化学和血液学的改变，同时引起甲状腺、肝脏、胸腺、脾脏和脑垂体等组织相应的结构变化。

依据目前的研究，不能认定饮用瓶装矿泉水、纯净水会由于锑析出危害健康，但是不应当长期将其置于高温、暴晒的条件下贮存。仅就酸性条件下对锑溶出的促进作用而言，人们选择听装碳酸饮料比瓶装的更为明智。理论上，用聚酯瓶装醋会促进瓶体中的锑析出，因此从预防为主的角度出发，不要人为地将食醋分装到聚酯塑料瓶中。由于醋作为调味品，其日常消费量要远低于饮料，所以不能简单认定其风险一定高于喝饮料。

家中必备7种健康工具

限量盐勺、控油壶、腰围尺、体重计、血压计……随着人们对健康的日益关注，这些健康工具已经走进了千家万户。但是，北京市疾病预防控制中心（CDC）近日进行的一项调查显示，虽然这些工具的拥有率较高，正确使用率却不高，亟须对老百姓进行科学指导。

这些健康工具是家庭应必备的、预防慢性病（包括心脑血管疾病、糖尿病、恶性肿瘤、慢性呼吸系统疾病等）的好帮手。很多慢性病的发生与不良生活方式相关，比如高油高盐饮食、肥胖、久坐、运动少等，这些小工具不仅使用简便，还能在潜移默化中控制不良习惯。一般来说，限量盐勺用于控制盐的摄入量。2011年《中国膳食指南》建议，中国健康成年人一天食盐（包括酱油和其他食物中的食盐量）的摄入量不超过 6 克，限量盐勺每平勺的容量一般为 2 克，所以每人每天不超过 3 平勺，吃盐就不会超量。中国营养学会推荐，每人每天的标准食用油量应该是 25 毫升，这可以通过控油壶上的刻度来衡量。腰围尺和体重计用于提醒市民控制体重；对于 35 岁以上的人来说，最好定期用血压计监测血压。

调查发现，参与调查的 2276 户居民家庭中，仅有 25.1% 的家庭会正确使用限量盐勺；46.6% 的家庭把控油壶当作普通盛油容器；37.7% 的家庭会正确使用血压计。

专家建议，除了限量盐勺、控油壶、腰围尺、体重计、血压计这 5 种工具外，BMI 计算卡片、计步器家中也应必备。BMI（身体质量指数）为自身体重和身高的比值，是目前国际常用的衡量人体胖瘦程度以及是否健康的标准，计算卡片可以方便地帮人们计算出自己的 BMI 值；计步器能很好地计算每天行走的步数，有研究发现，使用计步器的老人更爱步行等运动，更能坚持长期锻炼。

巧用废物"量化"健康生活

玻璃奶瓶"量化"放油　健康成年人每天食用油的摄入量不应超过 25 克，25 克的油量化起来并不难。如今超市中有很多带刻度的油壶，可以采购。如果家中有带有刻度的玻璃奶瓶，也可以"废物利用"。

刻度水杯"量化"喝水　成年人每天最好喝 1500 毫升至 2000 毫升的水，商场超市里有各式各样带刻度的水杯卖，从 100ml 至 500ml 都会做出标注。办公室里放一个这样的杯子，就能很好地规划自己每天的喝水量了。

啤酒瓶盖"量化"放盐　成年人每天吃盐应不超过 6 克。用一个随手可得的啤酒瓶盖就能解决盐的限量。平平的一啤酒瓶盖盐，基本就是 6 克。如果没有限盐勺，不妨用个啤酒瓶盖来帮助自己限盐。

糖浆量杯"量化"消毒液　每次喝完止咳糖浆后，里面的小量杯别扔了，配制消毒液、清洗液等，都能用上这个小量杯。有了它，你就不用担心浓度过高或过低的问题了。

皂粉洗衣最安全

肥皂刺激性比较小　肥皂是用动物或植物的油脂为原料，经过化学反应得到的高级脂肪酸盐，去污效果良好，而且对皮肤的刺激性比较小。但是，当肥皂遇到硬水中的钠盐或镁盐时，便会生成难溶于水的钙肥皂与镁肥皂，沉积在衣物的纤维缝隙里，既造成浪费，又难将衣物漂洗干净，使衣物发黄或褪色。

洗衣粉不要直接接触皮肤　洗衣粉是用石油化工产品为原料制成，一般呈弱碱性，碱性越强去污效果越好，但是对衣物的损害也就越大。洗衣粉若不接触人体，基本上是安全的，但若直接接触人体或在衣物中大量残留，会使皮肤过敏。和洗衣粉成分近似的还有一种洗涤用品，就是洗衣液，其洗涤效果与洗衣粉相同。

皂粉适合洗贴身衣物　近年出现的皂粉是一种把洗、护功能结合起来的洗涤产品，具有天然、强去污、超低泡、易漂洗等特点。它的原料90％以上来自可再生的植物油脂，且不含聚磷酸盐。皂粉对皮肤的刺激性低，且保护织物，洗后的衣物无须使用柔顺剂就蓬松柔软。由于皂粉中添加了特种钙皂分散剂，所以去污力更强，是普通洗衣粉的 1.3 至 1.5 倍。

一般来说，洗衣液较适合清洗轻柔衣物；洗衣粉更适合清洗牛仔衣、厚重的外套以及窗帘、沙发罩等；天然皂粉更适合洗贴身衣物、婴幼儿的衣裤和尿布等手洗衣物。

窗帘也要除甲醛

一说到甲醛，大家首先想到的是装修时使用的人造板材、复合地板或者橱柜等等木质材料，其实，如果选不好，窗帘也能成为居室中一个重要的甲醛释放源。

因为在制作窗帘的织物中，甲醛的含量各不相同，当窗帘长时间暴露在空气中并不断受到强光照射时，就会释放出甲醛。所以大家在购买窗帘时，首先要闻有无异味，如果产品散发出刺鼻的异味，就可能有超出健康限度的甲醛残留在窗帘布上，这样的窗帘不要买。

然后，在挑选窗帘的颜色时，最好能选浅颜色的，因为浅颜色的窗帘在印染过程中，使用的甲醛本身就少，所以成品中甲醛超标的可能性也小。

大家把新窗帘买回家，应先在清水中充分浸泡、水洗，这样可以减少残留在织物上的甲醛含量。水洗以后，最好把窗帘放在室外通风处晾晒，然后再用。如果您的房间窗户比较多，可以多选择几种不同的材料，比如百叶帘、卷帘等。

家里细菌比你想象的多

美国疾病控制中心卫生保健委员会对美国 35 个家庭里的 30 个地方进行擦拭细菌检查，计算每平方英寸的细菌数量，结果表明：

卫生间　马桶：320 万个细菌；浴缸 (排水管附近)：12 万个细菌；浴室水龙头把手：6267 个细菌；浴室污水槽 (排水管附近) 2733 个细菌；浴室柜台面：452 个细菌；马桶座：295 个细菌；浴室电灯开关：217 个细菌；卫生间门内把手：121 个细菌；马桶冲水把手：83 个细菌。

厨房　厨房排水管：56 万个细菌；海绵擦或擦布：13 万个细菌；厨房水槽 (排水管附近)：2 万个细菌；厨房水龙头把手：1 万个细菌；食品盘：2110 个细菌；厨房柜台面：488 个细菌；果皮箱：411 个细菌；擦碟毛巾：408 个细菌；厨房桌面：344 个细菌；厨房案板：194 个细菌。

居室其他地方　玩具：345 个细菌；家庭书房的电话或冰箱门：319 个细菌；电视机遥控器：70 个细菌；家庭书房的电脑键盘：64 个细菌；家庭书房的电脑鼠标：50 个细菌。

美国食品药品管理局推荐：一茶匙的含氯漂白剂混合约 500 毫升水可自制消毒液，或使用商店买的消毒液，帮助保持厨房和卫生间的清洁。

教你去除凉席螨虫

夏季人体容易出汗，皮屑和灰尘容易入侵到凉席缝隙中，加上天气潮湿，使席螨容易孳生和繁殖，致使凉席容易产生霉变。从而出现夏季"凉席皮炎"。一旦发现席螨为害，可将樟脑丸用榔头敲碎，把樟脑丸碎末均匀地撒在凉席面上，随后卷起凉席放在床上捂上一小时（可将房门关上）。然后除去樟脑丸碎末，再以清水用抹布擦抹凉席（抹两次），将凉席置于阳光下吹晒，使樟脑丸气味尽快挥发。最好每周清除皮屑一次。在地上铺设清洁报纸一张，卷起凉席用棒轻轻拍打，并轻轻往地上按几下，将凉席上的头发、皮屑拍下，随后再用水擦洗。

特殊人群应慎用驱蚊产品

驱蚊类产品主要有花露水、传统蚊香、电热蚊香、杀虫气雾剂等几类。专家认为驱蚊产品中含有的一些成分对某些人群是有害的，应当引起人们的注意。

人们最常用的花露水其中含有水溶性的避蚊胺，水溶性避蚊胺即伊默宁，是一种广谱、高效的昆虫驱避剂，它对苍蝇、虱子、蚂蚁、蚊子等有良好的驱避效果，对皮肤和黏膜无毒副作用、无过敏性及无皮肤渗透性等优点，使用非常安全。但是建议在身体表面直接喷洒几滴花露水还是要比大面积涂抹更加安全。同时花露水中还加入了麝香、薄荷等中药成分，尤其是其芳香成分麝香，因为对子宫有明显兴奋作用，所以建议孕期女性为防止流产，最好远离花露水。同时提醒皮肤、酒精过敏者不宜选择此类产品。

还有就是直接作用于环境驱除或者杀灭蚊虫类的产品，例如喷雾剂、电热蚊香、传统蚊香等。其主要是通过菊酯类的成分在起作用。在正确安全使用的前提下，这些菊酯的含量足以制服蚊虫，同时由于哺乳动物肝脏具有的解毒功能，使其对人的危害可以尽快排解。如果过量使用，则会对人的神经系统造成伤害。

右旋烯丙菊酯和炔丙菊酯是燃烧型蚊香和电蚊香片中常用的成分，它们的作用是，在蚊香点燃以后以气溶胶状态通过蚊虫呼吸系统进入其体内致死。喷雾剂里也含有此种菊酯类物质。北京市疾病控制中心提供的资料显示，此类产品杀灭蚊虫的力量越强，对人体的危害也会同时增大。因此，专家提醒人们不要过于依赖这类产品，应该将其放在离人较远的地方，不能长时间持续使用。

不要使用"蓝"纸杯

据专家介绍，目前市场上销售的一次性纸杯，如果在荧光灯下显示蓝色，则表示纸杯含荧光物质密度大，这些有害物质一旦进入人体，就会成为潜在的致癌因素。那么，怎样鉴别一次性纸杯质量？有关专家推荐几种方法。

一是看包装和标志 一般纸杯应密封在塑料包装袋中，包装袋不应有破损。产品包装上应注明生产企业的名称、地址、产品的执行标准、生产日期、有效期等。

二是检查外观 纸杯外形应挺括，不应有变形。另外要选用杯身挺度较好的纸杯。杯身挺度不好的纸杯用手捏起来很软，倒入水或饮料后，端起来时会严重变形，甚至端不起来，影响使用。在选择纸杯时，可用手在杯的两侧轻轻挤压，大致可以知道杯身挺度的好坏。

三是正规渠道购买 杯子直接与口腔接触，卫生尤为重要。消费者要到正规渠道购买正规厂家的产品，这样纸杯的卫生状况一般可以得到保证。

日常消毒杀菌要把握"度"

清水冲洗就可有效除菌　老百姓觉得消毒就是消灭细菌，实际上，消毒和灭菌是两个不同的概念。前者是使传播媒介上的病原生物达到无害化，细菌不会被完全除去，但传播疾病几率已降到极低，而灭菌则是把媒介（即物品）上的细菌全部杀灭，达到100%无菌。

"日常生活不需要达到无菌的程度，有效消毒、杀菌即可预防疾病。"广东省疾病预防控制中心消毒杀虫研究所所长、主任医师林立丰说，用清水冲洗就可除去大部分病菌，而用洗衣粉、洗洁精清洗一般可去除百分之九十以上的细菌，更不用说洗衣后通常还要拿到太阳下晾晒一段时间，一般有害病菌与病毒根本不能存活。就算是不用水和洗涤用品，通风也可以减少细菌和病毒传染的几率。另外许多物理方法也同样能达到消毒目的。譬如用开水煮餐具5至10分钟，或把清洗后潮湿的洗碗布放在微波炉里加热几分钟，都可有效消毒、杀菌。

当家里没有病人或无人患皮肤病时，通常不用额外加消毒剂洗涤衣物。如果把吊白粉（漂白粉）和洗衣粉放在一起，会让衣服褪色或造成破坏。而且洗衣粉是碱性，消毒液是酸性，放在一起可能会生成中和性反应，减弱其消毒杀菌的功效。

如果是洗砧板和水果，用清水清洗与浸泡或用洗洁精清洗就可清除大部分细菌、农药残留、重金属等，但记得用洗洁精之后彻底用清水清洗，或者用开水烫一烫。"否则消毒液留在砧板上，可以造成二次污染。"

严格按说明使用消毒液　不少人以为价格越贵的消毒剂杀菌功效越强，但林立丰表示，消毒剂效果与价钱高低无关。吊白粉很便宜，但消毒效果很好，就是刺激性强。一般可根据使用目的选用适合自己的消毒剂，注意选用有消毒卫生许可证或有卫生部批文的产品。

空调最好装在离地一点七米处

一般空调的进风口在上半部，出风口在下半部，所以，若把空调安装过高，经过热交换的冷空气还未沉落到房间下部，就被空调吸回，从而使房间下部的热空气得不到很好的冷热交换，使房间下部的温度还是偏高，室内平均降温效果就较差。

如果空调装得过低，打开空调以后虽然很快就能凉快，但居住者很可能会被吹得腰酸背痛。中国疾病预防控制中心环境所研究员戴自祝教授指出，人的头部高度是空调安装的一个刻度线，安装高度应在稍稍高于头部近于与头部平行位置为佳。因为人体最先感觉凉爽的应该是头部，而不是颈椎。

戴教授指出，空调装到比头部略高的位置时，头部会感觉非常凉爽，呼吸也会非常通畅，人的身体会处于最佳状态，冷气由上至下慢慢沉淀，逐渐凉爽四肢，这样是身体最自然的凉爽状态。如果空调装得过低，那么可能是颈椎和腰椎最开始接触冷气，这两个部位非常柔弱，很容易受凉，尤其是颈椎的关节和里面密布的血管缺乏足够安全的保护，在冷气的侵袭下，特别容易受到损害，导致关节炎等症状。所以，权衡起来，空调最好安装在离地面 1.7 米左右最合适。

旅行住店的健康细节

遥控器　细节提示：遥控器人人都要接触，但对其的消毒工作却很容易被宾馆的保洁人员忽视。预防措施：出门旅游尤其经常出差的商务人士，不妨养成携带透明小塑料袋的习惯，看电视前先把遥控器套起来。

服务指南手册　细节提示：房间内的服务指南手册是许多人进入房间后首先要翻阅的物品。然而，对服务指南手册的清洁，也很容易被宾馆服务人员忽视。预防措施：翻阅服务指南手册后，一定要注意洗手。有必要时，可请客房服务员用消毒液对手册进行擦拭。

衣架　细节提示：酒店衣架上所携带的细菌数量可能远远超出人们的想象。预防措施：如果认为让服务员来进行清洁非常麻烦，也可以在衣架上先套一个塑料袋，再把衣物挂在上面。

床头控制台　细节提示：各种灯光、电视开关按键的缝隙很容易成为细菌的滋生温床。尤其有些酒店对卫生清洁的重视程度不够，做不到"一客一消毒"。预防措施：对于控制台而言，没有更好的预防措施，唯有请你在入住时要求服务员用消毒液进行彻底擦拭。

窗帘　细节提示：据了解，目前国内宾馆、酒店对窗帘的清洁大多遵循两个标准：定期清洁或出现肉眼可见污渍时清洗。预防措施：可以请服务员调配低浓度的消毒液，用喷壶喷洒在拉窗帘时容易接触的窗帘边缘等部位。

吹风机　细节提示：吹风机内部的加热线圈等元件附近，都可能形成灰尘等的积存。预防措施：可在面盆中存放一些水，用吹风机靠近水面吹一至两分钟，这样就可以将吹风机内积存的尘土等吹出来。

室内清除甲醛　专家有"良方"

植物吸收法　植物有极强的吸收甲醛的能力，如仙人掌、吊兰、菊花等。专家点评：许多植物确实具有净化空气的作用。但这并不意味着植物能完全清除空气中的甲醛，植物对甲醛的吸收在整个净化空气的过程中只能起到一个辅助的作用。

民间流传土方法　把茶叶渣、柚子皮、洋葱片、菠萝块等放在刚装修完的房间内或者用白醋熏蒸整个房间。专家点评：使用茶叶渣、柚子皮等土方法实际上只能起到一个遮盖的作用。但这些东西并不会吸收空气中的甲醛。

活性炭吸附法　固体活性炭对甲醛等有害物质具有很强的吸附和分解作用，活性炭的颗粒越小吸附效果越好。专家点评：根据空间的大小不同，放置活性炭的量也有所不同。活性炭的效果虽然不错，但并不能完全清除空气中的甲醛。

光触媒分解法　光触媒中的催化剂在光的刺激下，能分解空气中的各种有机污染物和无机污染物，从而达到净化空气的作用。专家点评：实验证明，光触媒在吸收甲醛方面确实有效。

化学制剂净化法　目前，市场上的甲醛捕捉剂分为两种，一种是通过中和甲醛，生成无害物质的方式来净化空气；另外一种是通过封闭甲醛，阻止甲醛的挥发来净化空气。专家点评：甲醛捕捉剂也是一种吸收甲醛的有效方法。但甲醛封闭剂无法做到完全封闭甲醛，只能减少甲醛的释放量。

净化器处理法　目前市场上的空气净化器分为负离子型、光触媒型等。专家点评：空气净化器在吸收甲醛方面有一定功效，但是空气净化器一般只在封闭的空间使用才有效。

空调超龄使用不利健康

一般家用空调的使用年限为 10 ~ 12 年，但最安全的办法还是在使用 6 到 8 年后尽快更换新空调。使用数年后，空调蒸发器翅片会严重氧化，能效已降到出厂标准的 50% 以下。同时在冷热交换中，蒸发器产生的水汽适宜细菌和好湿性真菌滋生繁殖，导致大量军团菌、芽霉菌等病菌集聚，加上空调长期在密闭的空间运行，因此容易引发咳嗽、喉咙痛、多痰、胸痛、全身乏力，持续发烧并伴有腹泻等，甚至影响人的肝、肾功能。要杀灭空调内的细菌，最好的办法是定期清洗蒸发器，但专业人员说，拆洗蒸发器比组装一台空调还复杂、成本又高，而且使用6到8年以上的空调蒸发器翅片已经被灰尘、细菌堵塞，内部无法拆洗，最好的办法还是更换新空调。

教您认识辐射标志

在日常生活中经常能听到辐射对人类的影响，如核泄漏、辐射所致白血病、肿瘤等。其实在生活中你只要注意观察就不难解除这样恐慌。据报道，人类受到的最大的人工辐射就是医疗照射，在医院及一些使用放射性物质的科研单位都有明显的标志，这种标志是一个尖朝上的三角形牌子，一般是黄色背景上有黑色的像风扇一样的图案，有时在其底部还有一行黑字"当心电离辐射"，如果看到这样的标志，就不要随意进入这些建筑。也许有人担心这个标志前也不能站，请不要多虑，一般放射源或射线装置都放置在有很厚的达到环保标准的屏蔽的墙体内，只要你不随意越过这些标志，就不会受到伤害。

冬天穿得越多越暖和吗

　　衣服的保暖程度与衣服内空气层的厚度有关系。衣服与身体紧贴，则空气层的厚度近乎为零，保暖性当然差。当一件一件衣服穿上后，空气层厚度随之增加，保暖性也就随之增大。但当空气层总厚度超过 15 毫米时，衣服内空气对流明显加大，保暖性反而下降。可见，冬季穿衣要有一定的件数和适宜的厚度。羽绒衣有一定的厚度，羊毛织物的气孔不是直通的，都能给人带来适宜的衣服小气候。皮类服装几乎可以阻绝衣服内外的空气对流，冬季外出时着皮装，保暖效果最佳。

　　冬季的室内外温差很大，要想穿衣有良好的保暖保健效果，还必须注意控制室内温度和穿衣件数。当室内温度为 15℃ 左右时，穿一件衬衣，衣服表面温度约为 30℃；如再加一件背心和外套，衣服表面温度则为 24℃ 左右。在一定范围内，衣服越多，衣表温度与环境的温差就越小，人体热量散发也就越小。所以，当人们从一种温度环境进入另一种温度环境（如进出室内外时），就要适时增减衣服，以维持衣服内的适宜小气候。冬季的室内温度不宜过高，否则，室内外温差太大，人体因难以适应而容易诱发感冒等病症。据专家研究，令人体感觉舒服的空气温度有个范围，如裸体时为 24℃ ~ 30℃，着单衣时为 17℃ ~ 23℃；超过这个范围，不仅造成体感不适，易致疾病，而且还影响高级神经活动和植物神经机能，会使人出现注意力不集中、精确性和协调性变差、反应速度降低等。例如，冬季穿衣太多，人就会感到烦躁；而猛地将衣服脱得过多，又会冷得直打寒战，这些都是由衣服小气候不适而诱发的。

台灯太低伤眼睛

许多家长给孩子买来护眼灯，以求保护视力，其实，这些灯具是否有护眼的功效，目前还缺乏确凿、科学的证据。所以，要想保护视力，关键在于学会正确使用台灯。

第一，用白灯泡。科学研究证实，在白光下我们的视力最好，所以，选择能发出柔和均匀白光的白炽灯或磨砂灯，而不要选彩色灯泡。

第二，灯泡的度数要合适。如果度数太低，照到书上的光线较暗，我们不容易看清字迹，这样会引起视疲劳，时间长了还会导致近视。而如果灯泡度数太高，过强的光线会通过白色的纸面反射到我们的眼睛里，产生眩光，使瞳孔持续地缩小，进而引起眼痛和头痛。一般来说，25～45瓦的白炽灯亮度最合适。

第三，台灯的高度也很重要。通常，眼睛距离书本30厘米时，既能看清字迹，也不会过度疲劳，以此推算，台灯的高度距离书面40～50厘米比较合适，这样既保证充足的阅读照明，周围的环境也有一定的亮度。如果台灯太低，则会使光线照到过小的范围内，而周围则一片漆黑。

最后，台灯的摆放位置对视力也有很大影响。因为大多数人用右手写字，所以，台灯要放在身体左前方，写字时不会因为手的遮挡在纸上形成阴影，照到纸张上的光线也不会反射到我们的眼睛里而产生眩光。

六招对抗电脑辐射

第一招：上网前先做好护肤隔离，如使用珍珠膜，在肌肤上形成一层 0.001mm 珍珠膜，可以有效防止污染环境的侵害和辐射，其次电脑使用后，要及时用清水洗脸，这样将使所受辐射减轻 70% 以上！

第二招：操作电脑时最好在显示屏上安一块电脑专用滤色板以减轻辐射的危害，室内不要放置闲杂金属物品，以免形成电磁波的再次发射。使用电脑时，要调整好屏幕的亮度，一般来说，屏幕亮度越大，电磁辐射越强，反之越小。

第三招：应尽可能购买新款的电脑，一般不要使用旧电脑，旧电脑的辐射一般较厉害，在同距离、同类机型的条件下，一般是新电脑的 1 ～ 2 倍。

第四招：电脑摆放位置很重要。尽量别让屏幕的背面朝着有人的地方，因为电脑辐射最强的是背面，其次为左右两侧，屏幕的正面反而辐射最弱。眼睛与屏幕间的距离以能看清楚字为准，但至少也要 50 厘米到 75 厘米，这样可以减少电磁辐射的伤害。

第五招：注意室内通风。

第六招：经常在电脑前工作的人常会觉得眼睛干涩疼痛，所以，吃些香蕉很有必要，香蕉中的钾可帮助人体排出多余的盐分，让身体达到钾钠平衡，缓解眼睛的不适症状。

三类人应远离灭蚊产品

医生提醒，因绝大多数灭蚊产品含有菊酯类杀虫剂，属低毒，小孩、孕妇及高过敏性体质者应谨慎使用。

专家表示，市场灭虫产品一般都含有菊酯类杀虫剂，燃烧变成细小的烟雾，吸入人体后，易导致哮喘、慢性支气管患者发炎。而肺部感染、心脏病、过敏性鼻炎患者要谨慎使用，否则可能出现胸闷、气短等症状。

另外，这类产品不少还含有芳香味，有些香味属于人工合成，含有化学物质，经常使用，对人体有一定危害。虽然现在市场上灭蚊虫产品多属于低毒，对一般人影响不是很大，但长时间使用，仍然会存在一定的健康隐患，一旦发作将对神经造成损害，导致头晕、头昏。所以，小孩、孕妇及高过敏性体质者最好远离灭蚊虫产品，可用蚊帐代替。

夏日驱蚊11法

1. 甲鱼骨法　吃甲鱼后的甲鱼骨切莫丢弃，烘干后碾成粉。再买一个电蚊香，将甲鱼骨粉倒入电蚊香斗内，插电加热，驱蚊效果极好，且对人绝对无害。您可知甲鱼最怕蚊叮，一叮即死；蚊子最怕甲鱼骨熏，熏到必亡。

2. 驱蚊草法　对杀蚊剂、驱蚊香过敏者可在室外放几盆夜来香（放在室内对人有害），在室内再放两盆米兰、猪笼草、薄荷、茉莉花或盆栽西红柿之类的花卉，这些植物能散发出一种驱逐蚊子的气味，蚊子便会逃之夭夭。

3. 糖浆驱蚊　在玻璃器皿的表面，涂上一层治疗蛔虫病的驱蛔灵糖浆，放在卧室内的犄角旮旯。蚊子喜食甜味，食后就会中毒而死。

4. 烧酒驱蚊　在衣服边上涂些烧酒或酒精，蚊子就会退避三舍。

5. 白醋驱蚊　在室内喷洒点白醋，或在桌上放些橘子皮，也可达到驱蚊效果。

6. 橘皮驱蚊　在室内点燃几块干柑橘皮，它的青烟会使蚊子仓皇逃窜。

7. 酒瓶捉蚊　取空酒瓶一只或数只，装少许糖水或啤酒，置于蚊子较多处，蚊子嗅到甜味或啤酒味，便会钻入瓶内，进得来出不去。

8.肥皂水法　在脸盆内涂些肥皂水，用带网眼的塑料筐更好，去扑打蚊子，将蚊子黏着杀死。

9.香烟驱蚊　用抽过的香烟头剥取烟丝，放在厕所等有蚊子的地方，不仅可除去臭气，还可驱逐蚊子。

10.色彩驱蚊　用一张橘红色的玻璃纸（或绸布），以透光性强的为最佳，套在40瓦的电灯泡上，使灯变成橘红色，蚊子便会"见光而逃"。

11.吸尘器法　晚间入睡前，先用扇子在房间各个角落扇一遍，赶出阴暗角落里的蚊子，然后用吸尘器对准蚊子，快速吸到吸尘器里。这时蚊子还没死，将吸尘器多开几秒钟，让它完全死光。

夏天用空调要提前清洗

夏天是空调使用旺季。随着天气越来越热，启动长时期闲置未用的空调，应该提前做好清洗工作。家用空调使用一年以上，空调内部的蒸发器表面会附着并积聚大量的灰尘、毛絮等各种污物，使得空调内部的冷气无法顺利从内部散发到空气中，影响制冷效果。简单地冲洗过滤网、擦拭蒸发器的表面，不能对空调蒸发器缝隙及送风系统进行全面的清洗，而蒸发器内部却是灰尘堵塞最严重，细菌、病毒最容易繁殖的地方。另外，由于空调内外机过脏，造成散热不好，电耗增加，故障率提高。

据专家介绍，空调机的清洗包括三个部分：第一是空调机体外壳和裸露部分，以及容易受污染部件的清洗；第二是过滤网清洗，这是核心最重要的部位；第三是冷凝器和蒸发器部分。空调机体外壳和相应部件的清洗相对简单，只要清水中加少许肥皂粉和洗洁精，或使用专门空调机清洗液就可以。过滤网清洗时，首先把空调室内机盖打开，取出过滤网，用干净过滤网刷子刷一刷，把附在过滤网上的绝大部分脏物刷干净，然后浸泡在含有特效空调机清洗液或自制清洗液或洗洁精和肥皂粉的混合液中，浸泡时间 10~20 分钟，视过滤网肮脏度而定，浸泡完用瓶刷轻轻刷过滤网，让每个滤孔清澈透明，无脏堵痕迹，再经过特殊擦净布擦干，检查完好无损，把过滤网安装到机体后，检查运行是否正常。

烹调时五件事情不要做

美国疾病预防控制中心的研究表明，近 25% 的饮食疾病都是因为吃了自家做的饭菜而引起的。以下烹调误区是你在烹调中应该尽量避免的。

误区一：做饭前洗一下手就能保持卫生　开始做饭前洗手的确是一个好习惯，但只洗一次是远远不够的。专家提示我们，每当你从一项工序转到另一项工序时，都必须记得洗手，否则可能会交叉传播细菌。

误区二：蔬菜买回家马上洗干净　研究学者们发现，如果你在把蔬菜放进冰箱前就洗好的话，残留的水分会滋生细菌。因此，最好的办法是，当你需要做那道蔬菜时，再清洗它。另外，像生菜和卷心菜这类蔬菜，只需把最外层叶子撕掉，然后再用清水洗干净就可以了。

误区三：只洗能带皮吃的水果　不能连皮一起吃的水果，比如西瓜和橙子，也未必像我们想象中的那么卫生。当你切开西瓜的时候，瓜皮上的细菌可能已经被西瓜刀带到瓜瓤上了。那么切之前用水清洗一下就够了吗？当然不。清洗这类水果，你需要用板刷慢慢刷去表皮的污泥和细菌，然后再把刷子认真清洗干净。

误区四：把做好的饭菜放在烤箱或炉子上　研究表明，食物在5℃~57℃之间，最容易滋生细菌。所以，把做好的饭菜放在刚烘烤过东西的烤箱或炉子上，是非常危险的。即使是米饭或通心粉之类的主食，也不要放在仍有余温的烤箱上。

误区五：冰箱温度越低越好　要想确保食物贮藏在最佳的4℃，最好的办法就是去买一个温度计，把它放在冰箱内，并且每个月检查一次。同时最好在冷冻区也放一个温度计，以确保温度在 -18℃以下。

卫生间里当心不卫生隐患

研究微生物的医生认为，厕所里放废纸篓会增加细菌繁殖的概率，给健康带来隐患。医生认为，一般的纸质物品，可放入抽水马桶冲掉，一些难以冲掉的卫生用品，可像宾馆那样自备一些方便袋，将其带出厕所，根本没有必要在厕所里设废纸篓。

冲洗马桶时也应注意几点：坐便器的清洁刷通常是带菌的，可选择有开合底座、能自动收口的那种，这样清洁刷用后被"封住"了，菌就不容易扩散到空气中。而擦抹坐便圈也可不用抹布，而是用消毒湿纸巾，擦后即投入坐便器冲走，冲马桶时最好盖上盖子。卫生间的浴帘最容易发霉，装修时一般都会安装排气扇。但相比排气扇，抽湿机的效果更好，沐浴之后一会儿就能把潮气抽干，而且体积小巧，可以移到别的房间使用，收藏起来也很方便。

此外，卫生间里还应注意几项不宜事项：1. 不宜在浴缸、淋浴间使用任何类型的电话，以免发生电击和火灾危险；2. 不宜铺设木地板；3. 不宜把内衣、湿浴巾晾在卫生间，应该放在阳光下暴晒；4. 不宜将未用完的卫生巾存放在卫生间；5. 不宜存放很多化妆品；6. 卫生间通常不宜放置洗衣机，如果有离非干燥区较远的专门的洗衣机区，则洗衣机一定要用三相插头，插座要有保护壳。

隔离厨房金属毒

安全使用不粘锅　1. 不宜过高温煎炸。不粘锅的不粘涂层其实是一层薄膜，厚度在 0.2 毫米左右，如果干烧或油温达到 300℃左右，这层薄膜就可能受到破坏，其主要原料——全氟辛酸铵就会释出，从而对人体有害。2.破损严重不要使用。一个有少许划破或刻痕的不粘锅无须扔掉，只在发生大的碎裂、性能受影响时才应将其处理掉。

安全使用铝锅　1.不要盛装腌制食品。腌制食品属于强酸强碱的菜肴，容易与铝产生化学反应，生成对人体有害的物质。2.不宜高温及用金属铲炒菜。用铝锅高温煎炒菜，或使用金属铲，与铝锅碰撞、摩擦，还是可能使铝成分在一定程度上释放出来，最好避免。

安全使用铁锅　1.炒完一道菜刷一次锅。每次饭菜做毕必须洗净锅内壁并擦干，以免生锈。否则如果人体吸收过多的氧化铁，即铁锈，就会对肝脏产生危害。2.尽量不要用铁锅煮汤。以免铁锅表面保护其不生锈的涂层消失。3.不能用铁锅盛菜过夜。铁锅在酸性条件下可溶出铁，破坏维生素 C。4.刷锅时尽量少用洗涤剂。以防保护层被刷尽，刷完锅后，还要尽量将锅内的水擦净，以防生锈。如果有轻微的锈迹，可用醋来清洗。5.生锈严重或掉黑渣、起黑皮的铁锅不可再使用。

安全使用陶罐　1.不宜盛装酸性食物。陶器在酸性环境中可溶出少量的铅、镉等，长期使用易发生慢性中毒，因此不要用来盛装或烹煮酸性食物。2.食用前用食醋水浸泡煮沸。用陶土制成的砂锅，瓷釉中含有少量铅，故新买的砂锅，最好先用 4% 的食醋水浸泡煮沸，这样可去掉大部分有害物质。另外，使用时应先放水，切忌干烧，否则容易出现炸裂。

卫生间里有致癌物

　　卫生纸不能太白　卫生纸多是再生纸，也就是用废纸加工而成的，因工艺限制，有些纸添加了染料，特别是颜色很白的卫生纸，很可能加了荧光增白剂或滑石粉。而荧光增白剂含化合物苯，长期与皮肤接触易引发白血病。另外，有些质量不合格的卫生纸，还可能含大肠杆菌、肝炎病毒等。因此要选用大品牌、没有漂白的卫生纸。

　　除味剂最好少用　有的家庭喜欢在卫生间放置各种香型的除味剂，虽然掩盖了异味，但这些香味都是化学合成物，长期吸入很可能诱发肺癌等。因此，卫生间尽量不要放置除味剂，如想祛除异味，可经常开窗或打开排气扇，上完厕所后不要马上关门。

　　消毒水、洗衣液别集中堆放　消毒水、洗衣液等清洁用品有些人喜欢藏于卫生间，但是卫生间往往比较狭窄，空气不流通，当这些清洁用品蒸发后，卫生间内会积聚大量有害气体，尤其在洗澡过程中，其毒性更强。特别是有的消毒水含二氯苯，长期吸入可刺激呼吸道，诱发细胞变异而导致白血病、肺癌等。因此，这些清洁用品不要堆积在卫生间内，最好放在通风好的地方。

最容易放错东西的地方

手提袋放在餐桌上。手提袋常常会随意放在办公室、公交车等公共场所。每平方英寸的手提袋上就有多达一万个细菌，所以手提袋最好放在抽屉里或椅子上。

运动鞋、凉鞋放在卧室储藏室里。鞋底常常会携带花粉等过敏原或细菌，所以鞋子应该放在通风的地方。

将咖啡豆储存在冰箱里。储存咖啡豆等食品的最好办法是，把它们密封在不透明的容器里，常温搁置。

将电视机放在餐厅里。吃饭时可不能三心二意。边看电视边吃饭的人进食速度快，摄入热量会比不看电视吃饭的人多71%。

把药物放在浴室柜里。浴室里温度高，湿气较重，不利于药物的保存。家庭药物应存放在温度较低、干燥的食品储藏室内。

将水果放在厨房水槽里冲洗。水槽是厨房里最"藏污纳垢"的地方，细菌密度很高。如果洗草莓时有一颗掉进水槽里，请你一定扔掉。

在冰箱上贴提示条。提示的作用往往是短期的，想让小贴士发挥作用，最好的办法是放在随时能看见的位置。

饭后1小时再唱卡拉OK

北京朝阳医院耳鼻喉科副主任医师王颖说，酒足饭饱后，特别是酒精会对喉咙有轻微的刺激作用，易使其充血，此时唱歌，会增加嗓子的疲劳程度，让咽喉出现肿胀，隔日声音可能变得沙哑。民间常说的"饱吹饿唱"正是这个道理。

同时，饭后唱歌会影响肠胃的消化，吃饱后胃容量增大，血流量增加，此时唱歌会使腹腔压力增加，引起消化不良等情况，要是兴奋得高歌一曲，还可能造成呕吐，因此，王医生建议，去卡拉OK最好选择饭后1小时左右，等食物正常消化，让充血的嗓子休息一会儿，做好这两个方面的充足准备，再开始唱歌，或干脆先唱歌然后再去吃饭。

当然，对于卡拉OK厅提供的自助餐服务也要有所选择，不妨多吃些润喉的水果，如梨、香蕉、橘子、西瓜等，或由西红柿、黄瓜、菠菜等做成的凉菜。

如果卡拉OK提供蜂蜜水，那可一定要多喝几杯，蜂蜜会很快修复疲劳的嗓音，对保护声带有帮助，而对于刺激性的食物，如麻辣小龙虾、麻辣鸭脖子等，尽量少吃。

吃饼干三分钟后应刷牙

刷牙和使用牙线是最基本的护齿手段，但有些人总也掌握不好动作"要领"，美国著名克利夫兰医院的牙科医师建议，护齿最好分"四步走"。

1.让牙刷以打圈的方式来刷牙，从而避免刷毛与牙齿平行刷和过重刷，损伤牙齿。清洁下面的前牙时，刷头的角度对着牙齿内面上下打圈；清洁上面的前牙时，刷子的角度是上下笔直，刷头指向嘴上部。当刷毛刷到两颗牙齿的中间，用同样的打圈方式清洁牙齿内侧面，同时，再轻轻地用软刷刷舌头，从后部刷到前部，帮助清除舌部的细菌，保持口气的清新。需要注意的是，每个人最好有两把牙刷，轮流使用，以保证牙刷的干燥，刷牙时牙刷与牙龈呈 45 度角。

2.牙线能清除残留在牙齿之间的食物和菌斑，如果有条件，最好每天用牙线来清理牙缝一次。拿一根 40～45 厘米的牙线，把牙线绕在双手中指上，留出 2.5 厘米的空隙来清洁牙齿。把牙线放进嘴里用食指推动牙齿之间的牙线，在牙齿之间和牙龈周围上下推动牙线。小心不要推得太重太深，以免伤到牙龈。清洁时牙线必须在牙齿里成 C 字形，先清洁上牙，然后是下牙。

3.定期检查和专业清洁牙齿对护齿很重要，如果有条件每六个月看一次牙医，会让你远离牙齿疼痛或牙龈出血。

4.淀粉类的食物，很容易粘在牙齿上，所以吃饼干等淀粉类食物三分钟后就应刷牙。

药用软膏存放不要超期

药物软膏在家中存放应注意期限，皮炎平等激素软膏有效期是两年，开封后保质期会变短，如果发现挤出的膏体形状发生改变，说明药已失效。

红霉素软膏属抗生素软膏的一种，有效期相对比较长，但药膏如果发干最好不要用。

止痛消炎软膏，除用于骨伤、止痛消炎，还有一些软膏是以中草药为主，这类软膏药效会随时间推移而减弱，药用价值降低，如含有薄荷、麝香等挥发性成分的软膏会随香气消散影响药效，建议打开后一年内用完。

白内障手术后配个老花镜

很多人第一天白内障手术后，对自己的视力恢复要求过高。这是对白内障手术的另一个误区。一般来说，白内障手术后一周之内患者就可以恢复视力。但人与人的眼睛条件不一样，有的术后恢复视力高，有的术后恢复视力就没有这么理想，这还是要根据自己术前的眼睛条件做合理预期。比如一些人除了有白内障，还有很多疾病是影响视力的，如糖尿病造成的眼底出血、老年性黄斑变性等，所以手术前一定要对眼睛做一个明确的检查。

另外，白内障手术后一般建议佩戴老花镜，这是因为手术中装入的人工晶状体通常都是单焦的，患者会发现自己看远方的东西清楚而近处的反而不太清楚，跟老花的症状一样。这种情况也很正常，配个老花镜就解决了。

剃须刀用两三次就要洗

据台湾调查研究显示，剃须刀的含菌数竟比马桶盖还多 125 倍。北京友谊医院皮肤科主任医师刘永生说，剃须刀不注意清洁，很容易使细菌及其他脏东西吸附在刀片上。如果脸部皮肤有破损，使用后很可能会造成感染。

刘永生建议，剃须刀要适时清洁。刀片型的剃须刀每次使用完后将刀片取出，用刷子或棉花去掉吸附在刀片上的残留物，使用两三次后，可将刀片放入酒精内浸泡，然后用棉花擦干备用。

电动剃须刀使用 2 ～ 3 次就应清洁。清洁时，先用小刷子刷净残存在刀架上的断须和皮肤屑，再用棉花球蘸上酒精轻轻擦拭掉刀片上的油垢，但千万不要用一些较硬的东西去刮除，否则容易损伤刀片。不论是刀片型还是电动型剃须刀，在清洁完后，最好在刀刃上抹些油，以防生锈。

入秋先穿休闲鞋

有的女性习惯在夏季光脚穿凉鞋,结果一入秋穿上尖头皮鞋,"自由散漫"惯了的脚趾开始受罪,尤其是小脚趾,常常会被磨得红肿,甚至被磨出水疱。北京中医药大学第三附属医院足踝外科研究所所长王正义教授提醒,不要立即穿过窄的鞋,可以先穿休闲鞋过渡一下,就能够避免这种问题。

如果鞋的前端过尖,空间狭小,脚趾挤在一起,不仅容易将脚趾磨起泡,还能够引发脚趾外翻等疾病。方头或圆头的鞋,前端的空间较大,脚趾可以有限地活动,这样的鞋形能够给脚趾一个从无拘无束到有所约束的适应过程。还有,鞋的质地对脚部皮肤影响较大,尽量选择质地较软的羊皮或小牛皮鞋。

所以,如果不适应较瘦的鞋形,又需要出席正式场合,可以提前在家里穿上鞋,使脚与鞋经过磨合期后,就可以自如地穿着它出席正式场合了。或者开始换较瘦的鞋时,隔天穿,等脚渐渐适应之后,可以穿两天较窄的鞋后再更换为宽松休闲的鞋,用这样的方法保护脚部。如果要经常出席各种场合,至少准备两种不同款型的鞋,一种宽松而休闲,另一种鞋形较窄但庄重,宽松的鞋和较窄的鞋更换穿。

看脚弓选运动鞋

　　许多人在运动项目的选择上非常认真，左右权衡，这对避免运动损伤是非常重要的，但还有一点您一定不能太草率了，那就是运动鞋的选择。如果穿错鞋运动，双脚更容易受伤，除了脚起泡、发炎外，会造成脚趾关节肿胀、疼痛，患上足底筋膜炎，甚至可能造成膝盖软骨软化等病症。

　　一般人的脚型分标准型、扁平足、高弓足三类。扁平足者脚底内侧的足弓弧度小，站立时整个脚板几乎贴着地面。高弓足者则相反，足弓弧度太高，拱桥位难以贴近地面。由于这两种足型存在显著力学差异，因此，需要选择不同的运动鞋。

　　扁平足者跑步时足踝会向内倾，增加了足部的负担。购买鞋子时，应选择足弓承托性能好，鞋垫有拱垫、鞋跟较硬、鞋底切割线直的运动鞋，否则就容易患上足底筋膜炎。高弓足者应选用有良好避震及承托性能的运动鞋，例如有气垫的，能减少震荡对脚部的伤害。

学生背包勿超体重10%

　　美国物理治疗协会通过对9年级学生的研究表明，背包过重和背包方式错误可能造成青少年背部损伤和肌肉疲劳。美国物理治疗协会研究人员玛莉·安·威尔马思说，如果书包重量超过背包者体重的10%至15%，给身体造成的损伤将成倍增加。因此，她建议把背包重量控制在背包者体重的10%以下。

双肩背最合适

美国物理治疗协会建议孩子尽量采取双肩背的背包方式。协会专家说，单肩背包或斜挎方式或许帅气，但由于这种背包方式让人始终由身体一侧受力，久而久之难免造成体形歪斜。双肩背方式能分散背包重量，从而减小体形遭扭曲的可能性。

拉杆书包也不错

威尔马思详细研究拉杆书包后认为，拉杆书包对年纪稍小的学生是个不错的选择，因为他们的授课地点相对固定，不需要经常换教室或上下楼。

威尔马思还提出拉杆书包的改良意见。她认为，拉杆书包的拉杆应足够长，这样孩子用起来不用弯腰或扭身子。书包下轮应足够大，这样可以保证拉拽时不会震动和颠簸。

尽量拉紧背包带

专家建议，背包时应始终把背包位置保持在后背肌肉最强壮的中部。所以，背包者应该尽量拉紧背包带，防止书包滑到背部以下。另外，家长需要帮助孩子适当调整背包肩带长短，使孩子比较容易背起和放下书包。专家说，合理放置书包内物品也很重要，最重物品应放在最贴近背部的位置。

买鞋最好试走5分钟

中国皮革和制鞋工业研究院丘理工程师说，消费者穿上新鞋后应该踮起脚尖轻轻蹦一蹦，尤其是女性在购买高跟鞋时。因为人走路的时候，脚尖是向前的。踮起脚尖蹦的目的就是让脚能胀起来，因为穿鞋过程中脚就是胀的。如果蹦几下后，感觉鞋挤脚，那么说明鞋号小。也可以深蹲几次，在蹲的时候感觉一下鞋是不是紧，如果这个时候是紧的，那么同样说明鞋号小。丘工程师说，经过上面的程序，消费者应该穿着新鞋多走几圈，最好能走5分钟。走的过程中就能充分感受鞋是不是合脚，穿着是否舒服，比如鞋的足弓处是不是硌脚，鞋后帮是不是摩擦脚踝等。

给孩子买鞋时，更应该让孩子多走一会儿，因为小孩子感觉不太灵敏，表达力又差，单靠下蹲、踮脚尖等不容易判断鞋穿着是不是舒服。这时家长就要"强迫"孩子多走走。

正确使用电动牙刷

北京大学口腔医院第二门诊部黄经纬医师表示，使用电动牙刷要比使用普通牙刷减少六成力度。

黄医师说，与传统牙刷相比，电动牙刷具有一些独特的优势。比如，其刷头的往复式震动、旋转（高档的还辅有声波震动）等运动形式，可以弥补很多人不正确的刷牙方式，有效清除菌斑。

在使用电动牙刷时，应当注意几个问题：第一，尽量使用小巧的刷头，以便能深入口腔深处，清洁后部牙齿；第二，至少保证两分钟的刷牙时间，并让每排牙齿的内、外及咬合面都得到有效清洁；第三，每3个月更换新刷头。有实验表明，新刷头去除的牙菌斑比使用3个月后的刷头多30%。另外，给老人、孩子或残障人士选购电动牙刷时，最好选择刷头与刷柄一体化设计的，以避免误吞刷头。

别盲目在腰下垫枕

医生指出，并不是所有人都适合在腰下垫枕，盲目效仿会加重腰腿痛。腰下垫枕适用于那些腰椎平直及后凸的人，其目的在于矫正不正常的生理弧度，使腰椎逐步往前凸一点。腰椎生理弧度正常即略微前凸的人一般无须垫枕。如果腰椎生理弧度已经前凸明显，同时不能排除腰椎峡部断裂的人，如果再在腰部垫枕，无异于帮倒忙，会促使腰椎前凸更加明显，从而加重腰腿痛或促使腰腿疾病复发。所以，不能盲目在腰下垫枕头，尤其是大腹便便的肥胖者和孕妇。这些人腹部隆起，因代偿性的原因，他们的腰椎生理弧度基本上都是前凸较明显的。

另外，腰椎前凸比较明显的人也不能盲目进行腰背肌锻炼。

小区健身器材操作禁忌

扭腰器

功能：可让腰部、背部肌肉放松。

禁忌：旋转幅度莫超过 180°。

中老年人在练习扭腰器时，要注意控制扭动的幅度，速度要慢，动作要轻柔，否则有拉伤腰肌的危险。扭动的幅度不要超过180°，频率以控制在 3 ~ 4 秒完成一次为宜。

漫步机

功能：主要用于锻炼腿、腰、腹部肌肉及心肺功能。

禁忌：切忌摆动幅度过大。

老年人肌肉老化，柔韧性差，活动幅度会受到限制，一旦双腿摆动的幅度过大、速度过快，就容易拉伤脊柱附近的肌肉，或导致关节磨损加重。老年人操作漫步机时，最适宜的摆动幅度为45°左右，最佳频率为 3 ~ 4 秒 / 次。

上肢牵引器

功能：主要用于锻炼上肢和肩背部肌肉，缓解肩周炎和腰椎间盘突出。

禁忌：上肢力量不足者不能做。

上肢牵引器的缓慢牵拉动作能让肩周肌肉得到放松，作为一种辅助治疗手段，对中老年人常见的肩周炎很有帮助，还可以起到预防椎间盘突出的作用。但建议那些手力不够的老年人最好不要进行这项运动。要测试自己的手力如何，可以把能否做引体向上作为标准，如果连一个引体向上都无法完成，最好还是选择别的拉伸运动。

健骑机

功能：增强心肺功能，提高上肢、腰部、腹部、腿部、背部肌肉力量和四肢协调能力，对四肢及腰背酸痛等有康复作用。

禁忌：腰椎间盘突出者别碰健骑机。

这项运动很适合那些经常伏案、颈肌和腰肌都有劳损的人。但如果病情已发展到椎间盘突出的话，千万不要使用这类器械。

划船器

功能：主要用来锻炼手臂力量、背阔肌和动作协调能力，缓解腰背酸痛。

禁忌：动作间不要出现停顿。

划船器能让脊背在体前屈和体后伸的过程中最大范围地活动，同时有效增强脊柱各个关节的弹性和韧性，缓解腰背酸痛。但在练习时要注意动作的连贯性，每一个蹬伸动作间不要出现停顿，而且动作一定要到位，否则相关的肌肉无法得到充分锻炼。

滑雪前后该吃点什么

早餐：抹花生酱或者果酱的吐司面包、酸奶，或者薄饼，配以鸡蛋和水果；

午餐：蔬菜（最好炖煮）配面食，或者土耳其烤肉饼，里面夹上生菜、西红柿等；

晚餐：烤鸡肉（或烤鱼）、配面食和蔬菜沙拉，或者米饭、蔬菜和瘦猪肉；

可能的话，饭后来点甜食，比如富含维生素 A、C 的南瓜饼。

零食：在正餐之间时不时往嘴里扔点零食，也是补充能量的好办法，像花生酱夹心饼干、牛肉干、巧克力、核桃仁、花生仁等坚果都是不错的选择。

需要注意的是，运动之前不可吃得过饱，以免剧烈运动时会产生恶心、呕吐的反应。

饮料：冬季寒冷干燥，身体比平时更需要水分。但是仅仅补充水分还不够，最好水里还有能让人身体发热的东西。西方人喜欢肉豆蔻、肉桂、丁香一类的东西，中国传统的姜汤水也能起到发热作用。但是切记不要喝酒，因为酒精会让体表血管扩张，使身体失去体温和热能。

用健身器材垫块毛巾

在美国，葡萄球菌是引发皮肤感染的最常见原因。他们通常是通过直接的身体接触进行传播。不过这种细菌同样能够通过接触已沾染细菌的物品进行传播。比如毛巾、衣服、被褥以及健身房的运动器械。尽管健身房都对场地进行一定的清洁，但是除了游泳池、SPA 馆以及温泉场所外，目前仍旧没有针对其他场所公共设备的强制性规定或例行检查。

只要遵循如下方法就能让你远离健身房感染：用干净的创可贴将所有大小伤口保护好；皮肤和任何公用器械（例如举重椅或垫子）之间垫一块毛巾或一件衣服；在使用器械前后使用消毒剂对器械消毒；锻炼过程中经常使用肥皂或含酒精的洗手液洗手，锻炼后立刻淋浴；不要和别人共用个人物品，例如毛巾、除臭剂或剃须刀。

在家测血压要注意细节

有读者咨询关于家庭自测血压和血压计的问题，请专家一并答复如下：

谭女士：电子血压计产品说明要求袖带置于心脏水平进行测量。为什么电子血压计对测量位置有严格要求？袖带高度对测量结果有影响吗？

医生：测量血压时，要求被测者最好坐靠背椅，裸露左上臂后包上袖带进行测量。袖带高度应与心脏处于同一水平，如果袖带位置过高，测得的血压值就会偏低；如果袖带位置过低，测得的血压值就会偏高。

黎先生：我在家里用电子血压计量时，收缩压只有135毫米汞柱，而到医院体检时，血压却是140毫米汞柱。是不是电子血压计不准？我到底算不算高血压？

医生：在未用抗高血压药的情况下，收缩压≥140毫米汞柱和/或舒张压≥90毫米汞柱，即被定为高血压。2010年《中国高血压防治指南》中指出，采用符合相关标准的上臂式全自动或半自动电子血压计，家庭自测血压135/85毫米汞柱，相当于诊所血压140/90毫米汞柱。因此，在家中多次测量的血压为135毫米汞柱，也算高血压。

邱女士：每次去医院拿降压药，医生都问我在家自测血压的平均值是多少。为什么自测血压要取平均值？

医生：正常人的血压在上午 8～10 时，下午 4～6 时处于高峰值，到夜间时血压比白天要下降 10% 以上。所以，某一时刻的血压不能代表整体血压水平。医生一般都会建议取多次测量的平均值作为血压水平的参考值。为了方便计算血压的平均值，可选择有记忆功能的电子血压计，一些臂式血压计有多次记忆功能。此外，在进行家庭自测血压前，至少应休息 5 分钟，且在30 分钟内不吸烟、不摄入肉类或咖啡、不进行剧烈运动。

五大绿色防暑秘籍

中国室内环境检测中心宋广生主任表示，只要做好以下五件事，就能在几乎不开空调的情况下，让家变凉快。

一、清理软装饰品　现在很多家庭都喜欢布艺沙发，还喜欢在家里放好多柔软的棉垫子。要想让家里更凉快些，这时候不妨把这些软制品暂时收纳起来。此外，家中的其他不太重要的物品最好也要清理干净，房间内的东西越少，就越有通透感，待在里面也会越舒服。

二、加装防紫外线窗帘　家庭中备有冬夏两套不同厚度不同色系的窗帘会比较科学。而夏季适合挂薄一些的看起来淡雅清爽的窗帘。在薄窗帘上再加装一层具有显著的隔热功能的防紫外线窗帘非常有必要。据宋广生主任介绍，如果早上出门时把窗户关好，把防紫外线窗帘拉严实，到了晚上下班回家，室内温度可以比室外低5℃。除了安装防紫外线窗帘，还可以考虑安装竹帘或卷帘，它们既有透光性又有遮光功能，会让家里既不憋得慌又能得到凉爽的感觉。

三、适当增添通透家饰　如果希望家里凉爽些，还可以考虑摆放一些造型简洁、色调偏冷的玻璃、藤、竹制等家具家饰。因为这些物品可以隔热，并给人通透感。

四、多种绿色攀爬植物　我们可在阳台或者花园靠墙处多种些绿色植物，尤其是那种攀爬生长的植物，可以有效消热降温。

五、把握好开窗通风的时机　夏季需要保持通风，不过，通风也是有讲究的，如果中午左右通风，不但不会让家里凉爽，还会让更多热气进屋。正确的通风方法是早上一起来，最好七点前，就进行一次对流通风，即把两个方向的窗户完全打开，形成对流。

然后出门上班前要记得关闭阳面窗户，并拉严窗帘。等到晚上六七点钟，下班回来后，再进行一次对流通风，就可以让室内温度相对凉爽。

后 记

　　《中国剪报》创刊已届而立之年，为了感恩广大读者三十年来的相伴与厚爱，我们编发了两套十六册精选丛书，其中，《中国剪报》精选八册，《特别文摘》精选八册。丛书所编文章全部源自《中国剪报》报纸和《特别文摘》杂志，并按专题分类编辑，一书一专题，与报纸杂志专题栏目相对应，以方便读者阅读与收藏。

　　三十年来，我们已编辑出版《中国剪报》《特别文摘》一报一刊的文字总量约 1.8 亿，本书从中精选出 400 余万字与读者分享。当下，浏览式、碎片化阅读方式流行，我们编撰丛书旨在倡导纸质阅读，引导数字阅读，让梦想与阅读相伴，激情与沉思交替。读书是个人的事，也是社会的事，一个喜欢读书的人，有助于养成沉静、豁达的气质。一个书香充盈的社会，必会有一个向上向善的文明生态。俄裔美籍作家布罗茨基有一句名言："一个不读书的民族，是没有希望的民族。"读书应是人类为了生存和培养竞争能力而行走的必要途径，更是一种社会责任和担当。正是缘于这份责任和担当，剪报人三十年如一日，朝乾夕惕，孜孜不息地编好报、出好刊，让报刊更多散发着知识魅力、学养魅力和品格魅力，涵养着读书种子生生不息。

丛书编罢，掩卷感恩。首要感恩读者朋友，是你们成就了《中国剪报》三十年辉煌；还要感恩作者，是你们的神来之笔，诠释了生活的真谛，让过往的岁月留下深刻的印记；还要感恩编者，《中国剪报》《特别文摘》的编辑队伍是一支有理想、有抱负、有责任、有担当的优秀团队，其中多数同志受过新闻或中文的研究生学历教育，多年来，他们选编的文章深受广大读者朋友的喜爱；还要感恩新华通讯社对外新闻编辑部原主任、高级记者杨继刚先生为全书的编辑给予了悉心指导；还要感恩新华出版社总编辑要力石先生为丛书的选编、版式、装帧等给予了热忱帮助；还要感恩著名散文大家、人民日报原副总编辑梁衡先生在百忙之中为本书撰写精美的序言；还要感恩梁霄羽先生为丛书的编辑出版付出了大量的辛勤劳动。

丛书付梓,值此,谨向三十年来所有关心和支持《中国剪报》《特别文摘》事业发展的领导和朋友们表示诚挚的谢意!

限于编者水平,本书尚有疏漏之处,恳请批评、教正;尚有部分原作者未及告之,恳请见谅并联系我们,以便寄付稿酬。

阅读有爱,传书有情。当您手里摩挲着这套丛书时,愿您喜爱她,让书香怀袖,含英咀华,滋养浩然之气!

编　者

2015 年 5 月 4 日